宁夏癫痫防治管理

(2013—2022年)

宁夏疾病预防控制中心　主编

黄河出版传媒集团
阳光出版社

图书在版编目（CIP）数据

宁夏癫痫防治管理：2013—2022年/宁夏疾病预防控制中心主编． -- 银川：阳光出版社，2024.9．
ISBN 978-7-5525-7504-0

Ⅰ.R742.1

中国国家版本馆CIP数据核字第20241PS214号

宁夏癫痫防治管理（2013—2022年）　　　　　　　宁夏疾病预防控制中心　主编

责任编辑　李少敏
封面设计　方　勇　吴晓可
责任印制　岳建宁

黄河出版传媒集团
阳光出版社　出版发行

出版人	薛文斌
地　　址	宁夏银川市北京东路139号出版大厦（750001）
网　　址	http://www.ygchbs.com
网上书店	http://shop129132959.taobao.com
电子信箱	yangguangchubanshe@163.com
邮购电话	0951-5047283
经　　销	全国新华书店
印刷装订	宁夏报业传媒集团印刷有限公司
印刷委托书号	（宁）0030692

开　本	880mm×1230mm　1/16
印　张	10.75
字　数	130千字
版　次	2024年9月第1版
印　次	2024年9月第1次印刷
书　号	ISBN 978-7-5525-7504-0
定　价	52.00元

版权所有　翻印必究

编 委 会

荣誉主编

张　庆　宁夏医科大学总医院

主　编

张银娥　宁夏疾病预防控制中心
许贤瑞　宁夏医科大学总医院
雷萍萍　宁夏疾病预防控制中心

副主编

杨　艺　宁夏疾病预防控制中心
李　梅　宁夏疾病预防控制中心
刘　强　宁夏医科大学总医院
王　旭　宁夏医科大学总医院
王　芳　宁夏疾病预防控制中心
杜建财　宁夏疾病预防控制中心
李　楠　宁夏疾病预防控制中心
马　芳　宁夏疾病预防控制中心

编　　委（按姓氏笔画排序）

丁　花　　丁玉峰　　门　倩　　马　红　　马　芳　　马汉荣
马国良　　马思毓　　马晓明　　马银成　　王　旭　　王　芳
王　莹　　王　娟　　王丽萍　　王青聪　　田　楠　　冯　金
任永香　　刘　英　　刘　强　　刘春莉　　安顺乾　　许贤瑞
杜　贞　　杜建财　　李　娟　　李　梅　　李　锁　　李　楠
李　璇　　李冬梅　　李志萍　　李国东　　李国华　　李明珠
李思慧　　杨　艺　　杨占基　　肖　琳　　邱海娟　　张　庆
张　青　　张　悦　　张　梦　　张文辉　　张银娥　　张彩霞
陈海荣　　纳文华　　武振军　　范晓燕　　罗占虎　　周　伟
单彩琴　　赵建华　　柳　钰　　侯玉倩　　秦智强　　莫　甜
贾晓丹　　夏启云　　党媛媛　　高霜霜　　康　龙　　董　威
景兆凯　　黑耀月　　温晶晶　　蒯文和　　蒙世文　　雷萍萍
路　艳

前　言

癫痫是一种常见的慢性反复发作性神经系统疾病，因发病率高、致残率高、致死率高、治疗费用高等特点，给家庭、社会以及医疗保健造成沉重的负担，是一个重要的公共卫生问题。

为了减轻癫痫带来的负担、缩小发展中国家和发达国家的治疗差距，1997年由世界卫生组织、国际抗癫痫联盟和国际癫痫局联合发起了全球抗癫痫运动。1999—2000年，世界卫生组织和中国抗癫痫协会在中国启动农村地区癫痫防治管理示范项目，宁夏有2个县（区）作为全国首批试点地区参加了中国农村癫痫防治管理项目抽样调查。2005年，中国农村癫痫防治管理项目纳入中央对地方转移支付经费资助项目，宁夏有6个县（区）正式加入项目，之后项目覆盖范围逐年扩大，到2013年扩大至全区5市22个县（区）及宁东地区，同时项目纳入宁夏基本公共卫生服务项目范畴。

宁夏癫痫防治管理项目是一项公益事业，主要通过人群筛查，为确诊的惊厥性癫痫患者提供免费药物治疗（苯巴比妥和丙戊酸钠）、随访管理、健康宣教和定期化验检查等服务。项目实施以来，为提高癫痫患者生存质量，减轻癫痫对患者、家庭以及社会造成的疾病负担和身心危害贡献了积极力量，取得了良好效果。

多年来，宁夏癫痫防治管理项目在国家卫生健康委员会和国家癫痫防治管理项目办公室领导下，业务发展取得了长足进步，项目覆盖人群率先在全国范围内实现以省为单位达到全覆盖,项目组织实施和运行机制不断完善,形成了各级卫生健康行政部门组织领导,自治区和各市、县(区)疾病预防控制中心具体管理,宁夏医科大学总医院和各市、县(区)综合医院负责诊疗技术指导,乡镇卫生院/社区卫生服务中心(站)具体负责患者管理的工作架构模式,为项目的顺利实施提供了有力保障。

本书总结多年来宁夏癫痫防治管理项目工作经验,参考癫痫相关临床诊疗指南、规范、教科书等,结合基层癫痫防控需求,整理了癫痫的临床表现及发作类型、病因、诊断和鉴别诊断、治疗原则等内容,旨在为从事癫痫防治工作的基层医疗卫生人员开展癫痫患者随访管理提供指导,为患者及家属提供癫痫诊疗防治知识,为热衷于癫痫防治的人士提供参考借鉴。本书对多年来宁夏癫痫防治管理项目发展历程、患者管理情况和取得的经验进行了总结,以期慰藉前人、启迪后人,同时为卫生健康行政部门制定癫痫防治管理政策提供科学依据。

由于编者水平有限,本书不足之处,敬请各位读者批评指正!

宁夏疾病预防控制中心党委书记 前文和

2024年2月

目 录

第一章 癫痫临床概述 ··· 1
一、概述 ··· 1
二、临床表现及发作类型 ··· 2
　(一)全面性发作 ··· 2
　(二)部分性发作 ··· 3
三、病因 ··· 6
　(一)结构性病因 ··· 6
　(二)遗传性病因 ··· 6
　(三)代谢性病因 ··· 7
　(四)感染性病因 ··· 7
　(五)免疫性病因 ··· 8
　(六)病因不明 ··· 8
四、诊断、鉴别诊断 ··· 8
　(一)诊断 ··· 8
　(二)鉴别诊断 ·· 12
五、治疗原则 ·· 16
　(一)药物治疗 ·· 16
　(二)外科手术治疗 ·· 25

(三)生酮饮食治疗 …………………………………………………… 26
　　(四)其他 …………………………………………………………… 27

第二章　特殊人群癫痫患者的管理 ……………………………………… 28
一、儿童癫痫患者的管理 ……………………………………………… 28
　　(一)发病年龄特点 ………………………………………………… 28
　　(二)常见病因 ……………………………………………………… 29
　　(三)儿童癫痫综合征的分类及临床特点 ………………………… 30
　　(四)发作特点 ……………………………………………………… 35
　　(五)诊断及鉴别诊断 ……………………………………………… 35
　　(六)药物治疗 ……………………………………………………… 39
　　(七)生酮饮食治疗 ………………………………………………… 46
　　(八)长程管理 ……………………………………………………… 47
　　(九)预防接种 ……………………………………………………… 50
　　(十)常规护理 ……………………………………………………… 51

二、女性癫痫患者的管理 ……………………………………………… 52
　　(一)儿童期管理 …………………………………………………… 53
　　(二)青春期管理 …………………………………………………… 53
　　(三)孕前管理 ……………………………………………………… 54
　　(四)孕期管理 ……………………………………………………… 55
　　(五)分娩期和哺乳期管理 ………………………………………… 56
　　(六)更年期管理 …………………………………………………… 58

三、老年癫痫患者的管理 ……………………………………………… 58
　　(一)诊断及鉴别诊断 ……………………………………………… 59
　　(二)常见病因 ……………………………………………………… 61

(三)治疗 …………………………………………………………… 64

(四)综合管理 ……………………………………………………… 67

第三章 癫痫的日常护理、急救及预防 ……………………………… 71

一、癫痫的日常护理 ………………………………………………… 71

(一)服药管理 ……………………………………………………… 71

(二)饮食管理 ……………………………………………………… 71

(三)睡眠管理 ……………………………………………………… 71

(四)心理支持 ……………………………………………………… 72

(五)社交活动 ……………………………………………………… 72

(六)适当运动 ……………………………………………………… 73

(七)安全防护 ……………………………………………………… 73

(八)避免其他诱发因素 …………………………………………… 73

(九)记录癫痫日记 ………………………………………………… 74

(十)定期复查 ……………………………………………………… 75

二、癫痫发作时的急救 ……………………………………………… 75

三、癫痫的预防 ……………………………………………………… 77

(一)婚配选择 ……………………………………………………… 77

(二)孕产期预防 …………………………………………………… 77

(三)避免脑外伤 …………………………………………………… 77

(四)预防脑血管疾病 ……………………………………………… 78

(五)预防颅内感染 ………………………………………………… 78

(六)预防高热惊厥 ………………………………………………… 78

(七)避免乱用药 …………………………………………………… 78

(八)适度运动 ……………………………………………………… 79

（九）避免过度劳累 ··· 79
　　（十）保持情绪稳定 ··· 79

第四章　癫痫引发的社会问题 ·· 80
　一、教育 ··· 80
　　（一）教育机会不平等 ··· 80
　　（二）社会歧视和排斥 ··· 80
　　（三）缺乏心理支持 ··· 80
　二、就业 ··· 82
　　（一）就业歧视 ··· 82
　　（二）就业限制 ··· 82
　三、婚姻及家庭 ··· 83
　　（一）婚姻决策 ··· 83
　　（二）生育问题 ··· 83
　　（三）家庭生活 ··· 83
　　（四）经济压力 ··· 84
　　（五）社会认知 ··· 84

第五章　宁夏癫痫防治管理项目 ·· 85
　一、项目简介 ··· 85
　二、内容与方法 ··· 86
　　（一）全身强直-阵挛性癫痫患者的筛查和入组 ····························· 86
　　（二）苯巴比妥治疗管理方案 ··· 88
　　（三）丙戊酸治疗管理方案 ··· 94
　　（四）入组患者的随访管理 ··· 97
　　（五）数据收集和数据录入 ··· 103

(六)指标及统计方法 ·········· 104
三、质量控制 ·········· 105
　　(一)项目工作质量评估 ·········· 105
　　(二)数据收集和录入过程中的质量控制 ·········· 106
　　(三)人口死亡信息登记管理系统数据质量控制 ·········· 107
四、管理癫痫患者的基本信息 ·········· 107
　　(一)一般人口学特征 ·········· 107
　　(二)地区分布 ·········· 107
　　(三)诊疗情况 ·········· 107
五、管理癫痫患者的治疗效果 ·········· 110
　　(一)不同性别与治疗效果 ·········· 110
　　(二)不同年龄组与治疗效果 ·········· 111
　　(三)不同治疗组与治疗效果 ·········· 112
　　(四)不同病程与治疗效果 ·········· 112
　　(五)不同入组时间与治疗效果 ·········· 113
六、管理癫痫患者的不良反应发生情况 ·········· 114
　　(一)不良反应发生率 ·········· 114
　　(二)不良反应分类 ·········· 114
七、管理癫痫患者的死亡发生情况 ·········· 117
　　(一)基本信息 ·········· 117
　　(二)不同性别死因构成及顺位 ·········· 117
　　(三)不同年龄组死因构成及顺位 ·········· 120
　　(四)不同治疗组死因构成及顺位 ·········· 122

第六章　宁夏人口死亡信息登记管理系统癫痫患者死亡情况 …… 124

一、人口死亡信息登记管理系统死亡率 …… 124
二、神经系统疾病死亡率 …… 124
三、不同特征癫痫患者死亡分析 …… 124
（一）不同性别地区癫痫死亡率 …… 124
（二）不同性别年龄癫痫死亡率 …… 126
（三）不同性别婚姻状况癫痫死亡率 …… 126
（四）不同性别死亡地点癫痫死亡率 …… 127

第七章　主要发现及建议 …… 128

一、主要发现 …… 128
（一）宁夏管理癫痫患者以男性、劳动力、中南部县（区）患者居多，文化程度普遍较低，职业以农民为主 …… 128
（二）宁夏管理癫痫患者服用苯巴比妥居多，病程10年以上患者占多数 …… 128
（三）不同年龄组、治疗组、病程、入组时间对治疗效果的影响 …… 128
（四）癫痫患者不良反应分析 …… 129
（五）癫痫患者死亡特征分析 …… 130

二、建议 …… 131
（一）加大政策保障力度，提高重视程度，推进癫痫防治管理项目工作持续发展 …… 131
（二）加强医防协作，明确工作职责，推动各项工作落到实处 … 131
（三）加强人员培训，提高业务能力，规范临床诊疗和随访管理 … 132

(四)落实药品管理制度,压实主体责任,确保药品安全使用…132

(五)广泛宣传动员,营造社会氛围,增强公众对癫痫的认识…132

(六)加强科学研究,提升科研能力,促进科技成果转化 ……133

附录 …135

附录一 自治区卫生厅关于扩大癫痫防治管理项目工作的通知 …………135

附录二 自治区卫生厅关于印发《宁夏农村癫痫防治管理项目药品管理暂行办法》的通知 …………138

附录三 全身强直-阵挛性癫痫患者筛查表 …………142

附录四 神经科医师复查诊断表 …………144

附录五 病例随访记录表 …………146

附录六 退组(或失访)癫痫患者登记表 …………148

附录七 死亡癫痫患者登记表 …………149

附录八 项目工作人员 …………151

附录九 项目工作照片 …………153

附录十 县(区)项目工作照片 …………156

第一章 癫痫临床概述

一、概述

癫痫,俗称"羊癫风",也叫"羊角风""羊痫风"等,是神经内科最常见的疾病之一,是一种由脑部神经元异常过度放电引起的反复性、发作性和短暂性的中枢神经系统功能失常的慢性脑部疾病。癫痫在任何年龄段均可发病,以婴幼儿期及老年期发病率较高。近年来随着我国人口老龄化,脑血管病、痴呆、自身免疫性脑炎和神经系统退行性疾病的发病率增高,因这些疾病常常伴有癫痫发作,故癫痫患病率有所上升。

癫痫反复发作给患者造成巨大的生理和心理上的痛苦,严重影响患者的生活质量,长期服用抗癫痫发作药物及其他诊治给患者家庭带来沉重的经济负担。癫痫患者经常会在任何时间、地点、环境下且不能自我控制地突然发作,容易出现摔伤、烫伤、溺水及交通事故等。癫痫患者需要长期治疗与护理,针对特殊人群如儿童、育龄期女性及老年人应有相应的管理要求,有效的护理与完善的自我管理措施可提高癫痫患者的生活质量。患者的保健、教育、就业、婚姻、生育等问题,也是患者及其亲属和社会多部门关注的问题。

新诊断的癫痫患者如果接受规范、合理的抗癫痫发作药物治疗,70%~80%患者的发作是可以控制的,其中60%~70%的患者经过2~5年的治疗可以停药。对于药物无法控制的癫痫患者,可以通过手术、神经调控、生酮饮食等非药物手段控制发作。由于对癫痫缺乏正确认识及医疗资源匮乏,我国癫痫治疗缺口依然较大。

二、临床表现及发作类型

根据1981年国际抗癫痫联盟癫痫发作分类,癫痫具体发作类型及临床表现描述如下。

(一)全面性发作

1.全面性强直-阵挛发作

既往称大发作,发作时间常少于5分钟,主要表现为意识丧失、双眼上翻或凝视、先张口后猛烈闭合、嘴巴半张、口吐白沫、四肢及面部出现痉挛及呼吸停止等,可有舌咬伤、尿失禁等,醒后患者常感头痛、全身酸痛及嗜睡等,部分患者伴有意识模糊,发作期间若强行约束患者可能出现伤人及自伤。

2.强直发作

表现为躯体中轴、双侧肢体或全身肌肉持续性收缩、肌肉强直,如发作时处于站立位可剧烈摔倒,常伴面色苍白等表现,发作持续数秒至数分钟,常见于弥漫性脑损害的儿童。

3.阵挛性发作

表现为双侧或单侧肢体重复、有节律地抽动,伴有或不伴有意识障碍,持续1分钟至数分钟,几乎都见于婴幼儿。

4.肌阵挛发作

表现为电击样肌肉抽动,每次抽动历时10~50毫秒,很少超过100毫秒,或全身闪电样抖动,或面部、某一肢体、个别肌肉群跳动,声音、光刺激可诱发,可见于预后较好的特发性癫痫患者,如青少年肌阵挛癫痫,也可见于一些预后较差的、有弥漫性脑损害的癫痫性脑病患者。

5.失张力发作

表现为突然垂颈、张口、持物坠落、突然跌倒等,发作前没有明显的肌阵挛或者强直先兆,持续数秒至1分钟,临床表现轻重不一,轻者可仅有点头动作,重者可导致站立时突然跌倒。

6.失神发作

(1)典型失神表现:发作突发突止,正在进行的动作突然终止或明显变慢,有意识障碍,呼之无反应,可伴有简单的动作如擦鼻、咀嚼、吞咽及手中持物坠落,事后对发作全无记忆,发作后立即清醒,发作持续数秒至数十秒,每日可发作数次至数百次,主要见于儿童和青少年,罕见于成人。

(2)不典型失神表现:发作起始和结束均缓慢,意识障碍程度较轻,常伴有四肢发软,偶有肌阵挛,多见于弥漫性脑损害患儿,预后较差。

(二)部分性发作

部分性发作可表现为反复吞咽、上肢不自主抽动及快速挥舞样运动、下肢反复蹬踏样动作、自主神经功能改变(如心动过速、过度换气、恶心呕吐等)、出现幻觉及情绪改变(恐惧、欣快、焦虑等)等症状。

1.单纯部分性发作

发作时意识清楚,持续数秒至20余秒,很少超过1分钟。根据放电起源和累及部位的不同,单纯部分性发作可分为以下几种。

(1)部分运动性发作:表现为一侧眼睑、口角、手或足趾不自主抽动,发作性一侧上肢外展、肘部屈曲、头向同侧扭转、眼睛注视同侧,不自主重复文字等。

(2)部分感觉性发作:表现为一侧口角、舌头、手指等有麻木感和针刺感,发作性闪光或黑蒙等。

（3）自主神经性发作：表现为面色苍白或面部及全身潮红、多汗、立毛、瞳孔散大、呕吐、腹痛、肠鸣、烦渴和欲排尿感等。

（4）精神性发作：表现为各种类型的记忆障碍（如似曾相识、似不相识、强迫思维、快速回顾往事）、情感障碍（无名恐惧、忧郁、欣快、愤怒）、错觉（视物变形、变大、变小，声音变强或变弱）、复杂幻觉等。

2.复杂部分性发作

占成人癫痫发作的50%以上，也称为精神运动性发作，病灶多在颞叶，故又称为颞叶癫痫。具体表现有以下几种。

（1）仅表现为意识障碍：一般表现为意识模糊，意识丧失较少见。由于发作中可有精神性或精神感觉性成分存在，意识障碍常被掩盖，表现类似失神发作。成人失神几乎都是复杂部分性发作，但儿童应注意与失神发作鉴别。

（2）表现为意识障碍和自动症：经典的复杂部分性发作可从先兆开始，以上腹部异常感觉最常见，也可出现情感（恐惧）、认知（似曾相识）和感觉（嗅幻觉）症状，随后出现意识障碍、呆视和动作停止。发作通常持续1~3分钟。自动症可表现为反复咂嘴、噘嘴、咀嚼、舔舌或牙、吞咽（口、消化道自动症）；或反复搓手、拂面，不断地穿衣、脱衣、解衣扣、摸索衣服（手自动症）；也可表现为游走、奔跑，无目的地开门、关门、乘车、上船；还可出现自言自语、叫喊、唱歌（语言自动症）或机械重复原来的动作。

（3）表现为意识障碍与运动症状：复杂部分性发作可表现为开始即出现意识障碍和各种运动症状，特别是在睡眠中发生。运动症状可为非对称性强直、阵挛和变形性肌张力动作、各种特殊姿势（如击剑样动作）等，也可为不同运动症状的组合或先后出现。

3. 部分性发作继发全面性发作

单纯部分性发作或复杂部分性发作均可继发全面性发作,最常见继发全面性强直-阵挛发作。部分性发作继发全面性发作仍属于部分性发作的范畴,其与全面性发作在病因、治疗方法及预后等方面明显不同,故二者的鉴别在临床上尤为重要。

4. 其他类型

(1)痴笑发作:表现为没有诱因的、刻板的、反复发作的痴笑,常伴有其他癫痫表现,无其他疾病能解释这种发作性痴笑。痴笑是这种发作的主要特点,也可以哭为主要临床表现。

(2)持续性先兆:一般不会引起明显的神经功能损伤,但可引起脑功能障碍,如波及躯干、头部及四肢的感觉迟钝;视觉、听觉、嗅觉、平衡觉及味觉异常;精神症状及自主神经功能紊乱症状等。

(3)惊吓性癫痫:是突然的、未预料到的、通常由某种声音引起的发作,表现为惊跳,随后出现短暂的非对称性强直,多有跌倒,也可有阵挛,发作频繁,持续少于30秒,大多数患者仅对一种刺激敏感,反复刺激可能有短时间耐受。

(4)婴儿早期游走性部分性发作:发病年龄13天至7个月,发作早期可表现为呼吸暂停、发绀、面部潮红,后期可转变发作类型,表现为双眼斜视伴眼肌痉挛、肢体痉挛、咀嚼等,也可继发全面性发作,两次发作间期婴儿可出现无精打采、流口水、嗜睡及不能吞咽等症状。

(5)癫痫性痉挛:表现为突然的、主要累及躯体中轴和双侧肢体肌肉的强直性收缩,持续0.2~2秒,突发突止,如发作性点头等,常在觉醒后成串发作。

(6)反射性发作:发作具有特殊的外源性或内源性促发因素,即每次发作均由某种特定感觉刺激所促发,并且发作与促发因素之间有密切的锁时关系。如阅读、谈话、闪光刺激、游戏、电视、音乐、剧烈运动、受惊吓、计算等均可为促发因素。可以表现为全面性发作,也可表现为部分性发作。发热、低血糖、病理性醉酒等情况下诱发的发作不属于反射性发作。

三、病因

癫痫的病因分为六大类,包括结构性病因、遗传性病因、代谢性病因、感染性病因、免疫性病因和病因不明。在儿童中,癫痫发作最常见的病因包括遗传性因素、围产期损伤和皮质发育畸形;在成人中,癫痫发作的常见病因包括脑炎或脑膜炎、创伤性脑损伤和脑肿瘤;在老年人中,癫痫发作最常见的病因为脑血管疾病,其他包括肿瘤、炎性疾病及痴呆等神经系统退行性疾病。目前认为约30%的癫痫患者主要由明确的后天获得性因素导致,约70%的癫痫患者遗传因素起更重要的作用。

(一)结构性病因

结构性病因是指神经影像学可见脑结构性异常,通过颅脑CT、磁共振扫描(MRI)或正电子发射计算机断层显像(PET-CT)检查发现,可以是后天获得性的,如围产期损伤(如缺氧、窒息及头颅损伤)、脑卒中、脑出血、颅脑外伤及肿瘤等;也可以是先天遗传性的,如皮质发育畸形、结节性硬化;有些既可以是遗传性的,也可以是获得性的,如多小脑回畸形可能继发于基因突变或宫内巨细胞病毒感染。

(二)遗传性病因

癫痫是一种具有家族遗传倾向的疾病,若父母双方均为癫痫患者,其子女的患病概率为6%。还有一种情况,即和上一代没有关系,患者自己的基因突变诱发癫痫发作。对于以下情况尤其需要注意是否为遗传性癫痫：

(1)新生儿期或婴儿期起病的癫痫(排除获得性病因)。

(2)有癫痫家族史。

(3)病因不明的癫痫性脑病。

(4)合并外貌异常、小头畸形、发育迟缓或孤独症表现。

(5)皮质发育畸形。

(6)病因不明的难治性局灶性癫痫。

(三)代谢性病因

代谢性病因是癫痫相对少见的病因，但是在婴幼儿期相对常见。比如苯丙酮尿症、生物素缺乏症及维生素 B_6 依赖症等代谢性病因可引起癫痫发作。以下情况可能提示代谢性因素致癫痫：

(1)新生儿期或婴儿期起病的癫痫性脑病(婴儿痉挛症、大田原综合征等)。

(2)癫痫伴其他神经系统症状(智力发育落后/倒退)或者伴全身多系统受累(肝脾大、心肌病及皮肤病变等)。

(3)实验室检查提示低血糖、高血氨、高乳酸或血液系统异常；脑电图提示脑病样改变。

(4)家族史提示有同胞不明原因死亡，或近亲结婚史。

(四)感染性病因

有30%的中枢神经系统感染患者在疾病早期会出现癫痫发作，但在急性期后有可能完全缓解。感染性病因包括脑囊虫病、结核病、人类免疫缺陷病毒病(HIV)、脑型疟疾、亚急性硬化性全脑炎等。中枢神经系统感染的主要症状表现为头痛、发热、乏力、颈部后仰及僵硬、恶心、喷射性呕吐、嗜睡、烦躁不安及不同程度意识障碍等，可通过脑脊液检验及头颅影像学检查进一步确诊。

(五)免疫性病因

目前临床医师最关注的为自身免疫性脑炎,若患者出现精神行为异常(淡漠、暴躁等)、记忆力下降、胡言乱语、幻视幻听、头痛以及抽搐等情况,可能提示自身免疫性脑炎。以下情况均考虑进行相关抗体检测:

(1)急性起病的重症或者难治性癫痫。

(2)符合自身免疫性脑炎临床综合征表现的癫痫、认知功能障碍及精神行为异常等。

早期识别、早期诊断及早期治疗不仅能改善急性期预后,而且能减少远期慢性癫痫发作的可能。

(六)病因不明

通过以上检验检查手段,部分癫痫患者病因仍不能明确,只能根据基本的临床表现,做出癫痫基本诊断,这一类病因不明的癫痫患者实际上临床多见,近年来随着医学的进步和诊断工具的改进,病因不明的癫痫患者在逐渐减少。比如,在进行高分辨率的神经影像学检查后,很多既往影像学阴性的患者可以归入结构性病因;再如自身免疫抗体检测和新一代测序(基因检测)进一步提升了诊断水平,若通过现有诊疗手段仍不能确定病因则仍归为病因不明型。

四、诊断、鉴别诊断

(一)诊断

1.癫痫诊断的原则

(1)确定是否为癫痫发作。

(2)确定癫痫发作的类型。

(3)确定癫痫及癫痫综合征的类型:依据年龄、时间规律、诱因、发作时临床表现、脑电图和药物治疗反应确定。

（4）确定病因。

（5）确定共患病：儿童常见的共患病包括注意缺陷多动障碍、智力障碍和情绪障碍等，成人常见的共患病包括焦虑、抑郁和睡眠障碍等。

2.癫痫诊断的流程（图1-4-1）

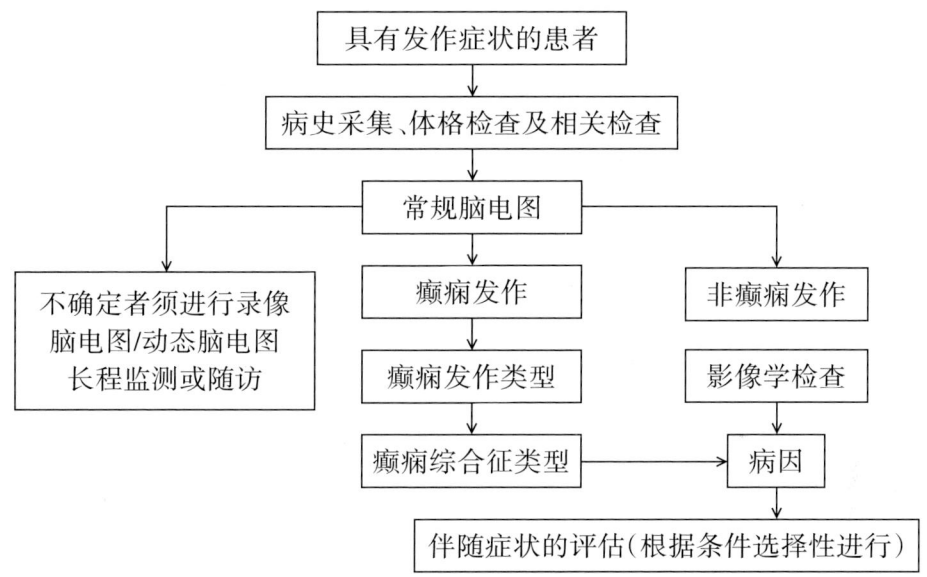

图1-4-1　癫痫的诊断流程

3.癫痫诊断的标准

（1）出现2次（间隔至少24小时）非诱发性癫痫发作，即可诊断为癫痫。

（2）首次非诱发性（或反射性）发作，并且在未来10年内再次发作风险至少达到60%。

通常较难确定某个体癫痫首次发作后的具体再发风险。已知能够增加成人首次癫痫发作后再发风险的因素包括：存在既往脑损伤病史、脑电图有痫样异常表现、脑部影像学检查存在致病病变和首次发作为夜间发作。

（3）诊断某种癫痫综合征。

4.解除癫痫诊断的标准

（1）已经超过了某种年龄依赖性癫痫综合征的患病年龄。

（2）已经10年无发作，并且近5年已停用抗癫痫发作药。

5.癫痫诊断的方法

（1）病史资料：完整的病史资料对癫痫的诊断、分型和鉴别诊断都有重要意义，应包括现病史、既往史、家族史和疾病的影响（表1-4-1）。

（2）体格检查：应进行全身检查，但重点应放在神经系统，特别注意不对称运动、感觉、反射活动、肢体的大小差异和同向偏盲等。神经心理学检查包括测定患者的智商、感知、思维、情感、记忆力、行为、意识、定向力、判断力和计算力等。

（3）辅助检查。

①脑电图：是能够反映脑电活动最直观、便捷的检查方法，是诊断癫痫发作、确定发作类型和癫痫类型最重要的辅助手段，在减停抗癫痫发作药物的过程中也起到辅助作用，是癫痫患者的常规检查。

②神经影像学检查：包括颅脑CT、磁共振扫描（MRI）和磁共振血管成像（MRA）等。进行CT及MRI检查可以了解患者脑部结构是否异常，如脑畸形、发育异常等；进行MRA检查可以筛查脑血管疾病，如脑动脉瘤，脑血管畸形、狭窄和闭塞等。

③其他辅助检查：应根据患者具体情况进行选择，包括血液检查、尿液检查、脑脊液检查和遗传学检测等。

血液检查：包括血常规、肝肾功能、电解质、血气、丙酮酸等检查，主要用于帮助确定病因；在治疗过程中定期检查血常规、肝肾功能及电解

表 1-4-1　癫痫诊断中的重要病史资料

现病史

　　首次发作年龄

　　发作前状态或促发因素（觉醒、清醒、睡眠，饮酒、少眠、过度疲劳、心理压力、精神刺激、发热、体位、运动、前驱症状及月经等）

　　发作最初的症状/体征（先兆、运动性表现等）

　　发作时表现（睁眼、闭眼、姿势、肌张力、运动症状、自主神经症状、自动症、知觉状态、舌咬伤、尿失禁等）

　　发作演变过程

　　发作持续时间

　　发作后表现（清醒、烦躁、嗜睡、朦胧状态、Todd麻痹、失语、遗忘、头痛、肌肉酸痛等）

　　发作频率和严重程度（包括癫痫持续状态史）

　　脑电图检查情况

　　其他辅助检查（血压、血糖、电解质、心电图、头部影像学等）情况

　　其他发作形式（如有，应按上述要点询问发作细节）

　　抗癫痫发作药物使用情况（种类、剂量、疗程、疗效、不良反应、依从性等）

　　发作间期状态（精神症状、记忆力、焦虑、抑郁等）

　　发病后精神运动发育情况

既往史和家族史

　　围产史（早产、难产、缺氧窒息、产伤、颅内出血等）

　　中枢神经系统其他病史（感染、外伤、脑卒中、遗传代谢疾病等）

　　生长发育史（精神运动发育迟滞、倒退）

　　有无新生儿惊厥及热性惊厥史（简单型、复杂型）

　　家族史（癫痫、热性惊厥、偏头痛、睡眠障碍、遗传代谢疾病等）

疾病的影响

　　求学困难、失业、不能驾车、被过度保护、活动受限、心理压力等

质等以监测药物的毒副作用,可酌情进行抗癫痫发作药物的血药浓度检测。

尿液检查:主要用于一些遗传代谢疾病的筛查,如苯丙酮尿症等。

脑脊液检查:主要是为了排除颅内感染、颅内出血、代谢性疾病和免疫性炎性疾病等。

遗传学检测:当临床疑难癫痫的病因与遗传因素有关时,可进行遗传学检测。

(二)鉴别诊断

1.晕厥

晕厥为脑血流灌注短暂全面减低,缺血、缺氧所致意识瞬时丧失和跌倒。多有明显的诱因,如久站、剧痛、见血、情绪激动和严寒等诱发发作,且发生于直立位或坐位,表现为面色苍白、大汗。晕厥与癫痫发作的鉴别要点见表1-4-2。

2.假性癫痫发作

假性癫痫发作是一种非癫痫性的发作性疾病,是由心理障碍而非脑电波紊乱引起的脑部功能异常。发作时可有意识模糊等类似癫痫发作症状,难以区分。发作时脑电图无相应的癫痫样放电。但应注意,10%的假性癫痫发作患者可同时存在真正的癫痫发作,10%~20%的癫痫患者伴有假性发作。假性癫痫发作与癫痫发作的鉴别要点见表1-4-3。

3.高血压脑病

不同程度的意识障碍、剧烈头痛及恶心呕吐、惊厥是高血压脑病的三个主要症状,随血压降低而症状消失是与癫痫性惊厥鉴别的重要依据。

4.热性惊厥

热性惊厥与癫痫关系密切,复杂型热性惊厥后出现癫痫发作的机会

表1-4-2 晕厥与癫痫发作的鉴别

鉴别要点	晕厥	癫痫发作
诱因	体位改变、持久站立、剧烈运动、情绪激动等	无诱因,或疲劳,声、光、热刺激
前驱症状	头晕、视物模糊、大汗、恶心呕吐、心悸或无明显先兆	视觉、味觉、听觉、感觉异常等或无先兆
肤色	苍白或发绀	发绀或正常
肢体情况	肢体软,偶有肢体抖动	多伴肢体强直、抽搐,或无
伴尿失禁	少见	可有
发作后症状	少见	可有头痛、嗜睡
既往史	器质性心脏病或无	可有神经系统疾病或无
发作间期脑电图异常	罕见	常见

表1-4-3 假性癫痫发作与癫痫发作的鉴别

鉴别要点	假性癫痫发作	癫痫发作
发作场合	周围常有人	任何场合
诱因	精神刺激	声、光、热刺激,或无诱因
发作特点	发病相对缓慢,发作形式多样,不停喊叫和抽动,强烈自我表现,动作夸张、不同步协调,可对抗被动运动	突然发病,发作形式刻板,动作多同步协调,通常不对抗被动运动
其他症状	少有摔伤或尿失禁	可发生摔伤或尿失禁
意识状态	可对外界刺激做出反应	多意识丧失或保留
眼部	眼睑紧闭,眼球乱动,瞳孔正常,对光反射存在	眼球可上翻或偏向一侧,可出现瞳孔散大,对光反射消失
口唇	正常	可有发绀

续表

鉴别要点	假性癫痫发作	癫痫发作
发作持续时间和终止方式	可持续数小时,需安慰或暗示后缓解	多持续数秒到数分钟,自行停止,可出现癫痫持续状态
发作后表现	一切如常,少有不适主诉	常有意识模糊、嗜睡、头痛等
脑电图	少有异常	与临床表现相吻合的发作期及发作间期癫痫样放电

很大,尽管都表现为惊厥,但热性惊厥不是癫痫,无热惊厥才是癫痫的特征。

5.短暂性脑缺血发作

多见于老年人,常有动脉硬化、冠心病、高血压、糖尿病等病史,症状常持续15分钟到数小时,脑电图无明显癫痫样放电。而癫痫见于任何年龄,发作持续时间多为3~5分钟,极少超过半小时,脑电图多有癫痫样放电。

6.过度换气综合征

过度换气综合征是一种主要由心理因素导致的不恰当过度呼吸,这部分患者中许多有慢性焦虑症。过度换气综合征引起的发作性精神症状、短暂的意识丧失和四肢抽动需分别与癫痫的自动症、失神发作及全面性发作鉴别。患者的症状能通过过度换气再次诱发是鉴别的主要依据,发作间期或发作期脑电图无癫痫样放电,发作前后血气分析显示二氧化碳分压偏低也是重要的鉴别点。

7.低血糖症

血糖水平低于2 mmol/L时可产生局部癫痫样抽动或四肢强直发作,伴意识丧失,常见于胰岛β细胞瘤或长期服降糖药的2型糖尿病患者,病史和低血糖前驱症状有助于诊断,特别是发作时查血糖,可明确是否为低血糖。

8.睡眠障碍

睡眠障碍包括发作性睡病、睡行症和梦魇等,需与癫痫相鉴别。

(1)发作性睡病:以突发的不可抑制的睡眠、睡眠瘫痪、入睡前幻觉和猝倒症四联症为临床特点。50%左右的发作性睡病患者可出现自动行为和遗忘,易误诊为癫痫。癫痫没有不可控制的睡眠和猝倒发作,多导睡眠检测有助于鉴别。

(2)睡行症:又称为梦游症,主要表现为患者入睡后从床上坐起并漫无目的地行走,患者的活动能够自行停止,并回到床上继续睡眠,醒后对事件经过毫无记忆。需与精神运动性癫痫发作相鉴别,精神运动性癫痫发作主要表现为入睡后起床活动,常常存在其他自动症表现,比如舔唇、吞咽和搓手等持续性动作,个体对环境刺激完全没有反应。精神运动性癫痫白天和晚上入睡后均可发作,发作时脑电图有癫痫样放电是重要的鉴别点。

(3)梦魇:指在睡眠中被噩梦惊醒,然后对梦境中的恐怖内容能清晰回忆,并心有余悸,多发生在黎明前数小时。而癫痫发作时表现为无意识的自动行为、发作后处于意识模糊状态且脑电图有异常放电,可发作于整夜睡眠的任何时期。

9.抽动障碍

与癫痫肌阵挛发作相鉴别(表1-4-4)。

10.发作性运动障碍

发作性运动障碍在儿童期或青少年期发病,由突然的运动诱发,常常出现在突然从坐位站起时,突然的惊吓、过度换气也可诱发。表现为

表 1-4-4　抽动障碍与癫痫肌阵挛发作的鉴别

鉴别要点	抽动障碍	癫痫肌阵挛发作
发病年龄	5~10岁多见	任何年龄
临床特征	一组或多组肌肉突发、重复和刻板性不随意抽动,通常是非节律性,多见于面、颈、肩及上肢	反复节律性快速抽动,可涉及多组肌肉,呈同步性
受意识控制	可能短时有效	无效
睡眠	症状减轻或消失	基本无影响
发作时意识状态	清楚	清楚、迟钝或丧失
脑电图	正常或抽动无关的背景慢波	慢波或癫痫样放电

肌张力不全性姿势或舞蹈手足徐动症,持续数秒至1分钟,一般不超过5分钟,每天可多次发作,发作时意识清楚,一次发作后有短暂的恢复期,不能诱发第二次发作。发作间期神经系统检查正常,发作间期及发作期脑电图正常,头颅MRI无异常,小剂量卡马西平或奥卡西平治疗有效。发作性运动障碍可为散发病例,但65%~72%的患者有家族史,已报道其主要致病基因是PRRT2。

五、治疗原则

目前,癫痫的治疗仍以口服药物为首选,80%左右的癫痫患者可以通过药物治疗控制发作。除了药物治疗,癫痫还有其他有效的治疗方法,如外科手术治疗、生酮饮食治疗、迷走神经刺激术等。

(一)药物治疗

抗癫痫发作药物治疗是最主要、最基本的手段,也是大部分癫痫患者的首选治疗方式。

1.开始治疗的原则

(1)抗癫痫发作药物治疗的起始决定需要与患者或其监护人进行充分

讨论,衡量风险和收益后决定,讨论时要考虑到癫痫综合征的类型及预后。

(2)通常在第二次无诱因发作后开始用药。

(3)虽然已有两次发作,但发作间隔期在一年以上,可以暂时推迟药物治疗。

(4)首次非诱发性发作后,如有以下情况,与患者或监护人进行商议后,可考虑开始用药。

①患者有脑功能缺陷或既往有脑损伤史;

②脑电图提示明确的癫痫样放电;

③患者或监护人认为不能承受再次发作的风险;

④头颅影像显示脑结构损害;

⑤出现夜间强直-阵挛发作;

⑥符合某些难治性癫痫综合征的诊断。

2.药物治疗的基本原则和注意事项

(1)尽可能根据癫痫发作类型、癫痫及癫痫综合征类型选择用药,当然如果能明确具体病因是最好的,这样就会进行有针对性的治疗,同时还应考虑患者的共患病、共用药、年龄、性别以及患者和监护人的意愿等进行个体化的治疗。根据发作类型选择药物是癫痫治疗的基本原则,具体选药可参考表1-5-1。

(2)如果合理使用一线抗癫痫发作药物仍有发作,需严格评估癫痫的诊断。

(3)初始药物治疗尽可能单药治疗,70%~80%左右的癫痫患者可以通过单药治疗控制发作。单药治疗应从小剂量开始,缓慢滴定至发作控制或患者可耐受不良反应的最大限度。不同制剂在生物利用度和药代动力学方面有差异,故应推荐患者固定使用同一生产厂家的药品。

表 1-5-1　根据发作类型选药的原则

发作类型	一线药物	添加药物	可以考虑的药物	可以加重发作的药物
全面性强直-阵挛发作	丙戊酸 拉莫三嗪 卡马西平 奥卡西平 左乙拉西坦	左乙拉西坦 托吡酯 丙戊酸 拉莫三嗪 吡仑帕奈 拉考沙胺 氯巴占		苯妥英钠 加巴喷丁 普瑞巴林 替加宾 氨己烯酸
强直或失张力发作	丙戊酸	拉莫三嗪 卢非酰胺	托吡酯	卡马西平 奥卡西平 加巴喷丁 普瑞巴林 替加宾 氨己烯酸
失神发作	丙戊酸 乙琥胺 拉莫三嗪	丙戊酸 乙琥胺 拉莫三嗪	氯硝西泮 氯巴占 左乙拉西坦 托吡酯 吡仑帕奈 唑尼沙胺	卡马西平 奥卡西平 苯妥英钠 加巴喷丁 普瑞巴林 替加宾 氨己烯酸
肌阵挛发作	丙戊酸 左乙拉西坦 托吡酯	左乙拉西坦 丙戊酸 托吡酯	氯硝西泮 氯巴占 吡仑帕奈 唑尼沙胺	卡马西平 奥卡西平 苯妥英钠 加巴喷丁 普瑞巴林 替加宾 氨己烯酸
局灶性发作	卡马西平 拉莫三嗪 奥卡西平 左乙拉西坦 丙戊酸 吡仑帕奈 拉考沙胺	卡马西平 左乙拉西坦 拉莫三嗪 奥卡西平 丙戊酸 吡仑帕奈 拉考沙胺	苯妥英钠 苯巴比妥	

(4)如果选用的第一种抗癫痫发作药物有不良反应或仍有发作而治疗失败,应该选用另一种药物,并加量至足够剂量后,将第一种药物缓慢地减停。

(5)合理的联合治疗:约20%的患者在两种单药治疗后仍不能控制发作,此时应该考虑合理的联合治疗。联合用药时需注意:

①不宜合用化学结构相同的药物,如苯巴比妥与扑痫酮,氯硝西泮和地西泮;

②尽量避免副作用相同的药物合用,如苯妥英钠和丙戊酸均可引起肝损伤;

③合并用药时要注意药物的相互作用,如丙戊酸盐可升高苯巴比妥、拉莫三嗪和卡马西平等药物的血浆浓度。

(6)注意药物的用法:用药剂量与血药浓度密切相关。苯妥英钠常规剂量无效时增加剂量极易中毒,须十分谨慎;丙戊酸开始即可给予常规剂量;卡马西平半衰期短,需逐渐加量,1周左右达常规剂量即可;拉莫三嗪、托吡酯需1个月左右达到治疗剂量,否则易出现皮疹、中枢神经系统不良反应等。根据药物的半衰期可将每日应服药物分次服用,如苯巴比妥半衰期长,每日服用1~2次;丙戊酸钠半衰期短,每日服用3次。

(7)注意药物不良反应:大多数抗癫痫发作药物都有不同程度的不良反应,用药后应定期检查肝肾功能和血尿常规,以判断是否出现药物副作用。多数常见不良反应为短暂性的,缓慢减量即可明显减轻。多数抗癫痫发作药物为碱性,饭后服药可减轻胃肠道反应;较大剂量于睡前服用,可减少白天镇静作用。抗癫痫发作药物不良反应见表1-5-2。

(8)对儿童、女性、老人等特殊人群用药需要考虑患者特点,具体参考本书第二章。

表1-5-2　抗癫痫发作药物常见不良反应

药物	剂量相关的副作用	长期治疗的副作用	特异体质副作用	对妊娠的影响
卡马西平	复视、头晕、视物模糊、恶心、困倦、中性粒细胞减少、低钠血症	低钠血症	皮疹、再生障碍性贫血、Stevens-Johnson综合征、肝损害	妊娠期服用卡马西平与后代先天畸形(口面裂、心脏畸形等)和发育迟缓有关
氯硝西泮	镇静(成人比儿童更常见)、共济失调	易激惹、攻击行为、多动(儿童)	少见,偶见白细胞减少	目前尚缺乏妊娠期服用氯硝西泮后母婴风险相关数据
苯巴比妥	疲劳、嗜睡、抑郁、注意力涣散、多动、易激惹(多见于儿童)、攻击行为、记忆力下降	少见皮肤粗糙、性欲下降,突然停药可出现戒断症状,如焦虑、失眠等	皮疹、中毒性表皮坏死松解症、肝炎	妊娠期服用苯巴比妥与后代先天畸形有关,妊娠晚期服用此药物可导致新生儿戒断症状
苯妥英钠	眼球震颤、共济失调、厌食、恶心、呕吐、攻击行为、巨幼红细胞贫血	痤疮、齿龈增生、面部皮肤粗糙、多毛、骨质疏松、小脑及脑干萎缩(长期大量服用)、性欲缺乏、维生素K和叶酸缺乏	皮疹、周围神经病、Stevens-Johnson综合征、肝损害	妊娠期服用苯妥英钠可增加后代出现先天畸形(口面裂和心脏畸形)的风险,也可引起胎儿乙内酰脲综合征。此外,妊娠期服用苯妥英钠也有后代出现恶性肿瘤(如神经母细胞瘤)的报道
扑痫酮	同苯巴比妥	同苯巴比妥	皮疹、血小板减少、狼疮样综合征	目前尚缺乏妊娠期服用扑痫酮后母婴风险相关数据

续表

药物	剂量相关的副作用	长期治疗的副作用	特异体质副作用	对妊娠的影响
丙戊酸钠	震颤、厌食、恶心、呕吐、困倦	体重增加、脱发、月经失调或闭经、多囊卵巢综合征	肝毒性（多见于2岁以下的儿童）、血小板减少、急性胰腺炎（罕见）、丙戊酸钠脑病	妊娠期服用丙戊酸钠可增加后代先天畸形的风险，特别是神经管缺陷，且此风险呈剂量依赖性。妊娠早期服用丙戊酸钠引起后代先天畸形的风险最大
加巴喷丁	嗜睡、头晕、疲劳、复视、感觉异常、健忘	较少	罕见	目前尚缺乏妊娠期服用加巴喷丁后母婴风险相关数据，而动物实验提示临床剂量的加巴喷丁具有发育毒性
拉莫三嗪	复视、头晕、头痛、恶心、呕吐、困倦、共济失调、嗜睡	攻击行为、易激惹	皮疹、Stevens-Johnson综合征、中毒性表皮坏死松解症、再生障碍性贫血	前瞻性妊娠登记研究和妊娠流行病学研究的数据提示拉莫三嗪不会增加后代先天畸形的风险
拉考沙胺	头晕、头痛、恶心、复视、PR间期延长	较少	无报告	有限的数据不足以发现妊娠期服用拉考沙胺与后代先天畸形、流产或其他母婴不良结局风险的相关性，而动物实验提示拉考沙胺具有一定的发育毒性

续表

药物	剂量相关的副作用	长期治疗的副作用	特异体质副作用	对妊娠的影响
左乙拉西坦	头痛、困倦、易激惹、感染、类流感综合征	较少	无报告	目前已有研究并未发现妊娠期服用左乙拉西坦与后代先天畸形或流产的相关性
奥卡西平	疲劳、困倦、复视、头晕、共济失调、恶心	低钠血症	皮疹	目前妊娠期服用奥卡西平后母婴风险数据尚不充分,有限的数据表明奥卡西平与后代先天畸形(口面裂和心脏畸形)有关
吡仑帕奈	头晕、嗜睡、头痛、疲劳、易怒、恶心、跌倒	较少	无报告	目前尚缺乏妊娠期服用吡仑帕奈后母婴风险相关数据,但动物实验提示临床剂量的吡仑帕奈具有一定的发育毒性
托吡酯	厌食、注意力障碍、语言障碍、记忆障碍、感觉异常、无汗	肾结石、体重减轻	急性闭角性青光眼	妊娠登记研究的数据表明妊娠期服用托吡酯可增加后代唇腭裂和小于胎龄儿的风险

(9)如果联合治疗没有使患者获益,治疗应回到原来患者最能接受的方案(单药治疗或联合治疗),以取得疗效和不良反应耐受方面的最佳平衡。

(10)对治疗困难的癫痫综合征及难治性癫痫患者,建议转至癫痫专科诊治。

3.停药原则

癫痫患者在经过抗癫痫发作药物治疗后,60%~70%的患者可以达到无发作。通常情况下,癫痫患者如果持续无发作2~5年,即存在减停药的可能性,但是否减停、如何减停,还需要综合考虑患者的癫痫类型(病因、发作类型、综合征类型)、既往治疗反应、脑电图以及患者个人情况,仔细评估减停药复发风险,确定减停药复发风险较低时,并且与患者或者其监护人充分沟通减停药与继续服药的风险效益比之后,可考虑开始逐渐减停抗癫痫发作药物。患者或者其监护人应知晓减药过程中或者停药后癫痫有复发的风险。

(1)减停药物时的注意事项。

①脑电图对减停抗癫痫发作药物有重要参考价值,减药前须复查脑电图,停药前最好再次复查脑电图。多数癫痫综合征需要脑电图完全无癫痫样放电再考虑减停药物,而且减药过程中需要定期(每3~6个月)复查长程脑电图,如果减停药过程中再次出现癫痫样放电,需要停止减量。

②更长时间的癫痫无发作可以增加减药后癫痫缓解的可能性。局灶性癫痫患者如无发作5年以上可以尝试减药。

③HIV、梅毒、病毒性脑炎、后遗脑损伤等症状性癫痫患者需长期服用抗癫痫发作药物控制发作,临床不建议进行减药尝试。

④对抗癫痫发作药物早期反应较差的患者,应适当延长减药前的无发作期。

⑤对于少数年龄相关性癫痫综合征,如儿童良性癫痫伴中央颞区棘波,超过患病年龄,并不完全要求减停药前脑电图正常。存在脑结构性异常或一些特殊综合征(如青少年肌阵挛癫痫等),应当延长到3~5年无发作。

⑥减停药应缓慢进行,单药治疗时减停药时间应当不少于6个月;多药治疗时每种抗癫痫发作药物减停药时间不少于3个月,每次只能减停一种药物,如仍无发作,再减停第二种药物。

⑦在减停苯二氮䓬类药物与巴比妥类药物时,可能出现药物减停相关性综合征或再次出现癫痫发作,减停药时间应当不少于6个月。

⑧如果在减药过程中出现癫痫发作,应停止继续减药,并将药物剂量恢复至最接近发作时的剂量。

⑨停药后1年内出现癫痫复发,需恢复既往药物治疗并随访,停药1年后出现有诱因的发作可先观察,并避免诱发因素;如有每年2次以上的发作,应再次评估确定治疗方案。

⑩有以下情况慎重考虑停药或禁忌停药:有神经功能缺损,如肢体瘫痪、脑瘫、精神发育迟滞等;有明确病因的迟发性癫痫;在缓解前有长期癫痫发作病史;具有多种癫痫发作类型;需要多种抗癫痫发作药物控制发作;停药前脑电图异常。

(2)以苯巴比妥和丙戊酸钠为例(参考本书第五章)。

①减停苯巴比妥的情况。

A.苯巴比妥减停药期间除了有再次发作的风险,还可能出现戒断综合征(焦虑、惊恐、不安、出汗等),所以停药过程应该缓慢。

B.苯巴比妥减停药按每个月减半片(15 mg)为准。因此服用3片(90 mg)苯巴比妥的患者需要6个月的减停药时间;服用4片(120 mg)苯巴比妥的患者需要8个月的减停药时间。

C.患者在减停药期间必须每个月随诊,直至完全停止服用苯巴比妥。在停药前需做一次脑电图检查。

D.终止苯巴比妥治疗的情况:服药后出现过敏反应(皮疹),不论轻重都应立即停药;患者有心、肝、肾疾患;上级医生发现患者治疗后没有效果;患者病情恶化,发作难以控制(即发作次数增加50%以上或发生癫痫持续状态);患者或监护人反对继续治疗;患者依从性极差。

②终止丙戊酸钠治疗的情况:肝受损,血清转氨酶轻度增高可继续服药,2~4周后复查,如增高超过正常范围上限1倍(80 U/L),则应终止;服药后出现过敏反应或严重的不良反应;患者或监护人反对继续治疗;患者依从性极差。

遵从医嘱的重要性:癫痫是可以控制,甚至可以治愈的疾病,如果不控制癫痫发作,可能会发生相应危险。患者未经医师同意不能随意更改药物剂量,若突然中断治疗会导致癫痫发作频繁、癫痫持续状态甚至死亡等发生。患者须相信现行的治疗方案是有效和合理的;药物的副作用是暂时的,与预期的效益相比是可以耐受的。

(二)外科手术治疗

1.手术适应证

(1)药物难治性癫痫患者:20%~30%的癫痫患者用各种抗癫痫发作药物治疗仍难以控制发作,即药物难治性癫痫。

(2)癫痫与颅内病变有明确相关性的患者:常见癫痫相关颅内病变包括脑实质内炎症、颅内异物、脑胶质瘤和结节性硬化等。

2.手术禁忌证

(1)进展性神经系统变性疾病或代谢性疾病者,合并严重的全身性疾病者。

(2)合并严重的精神障碍、严重的认知功能障碍者。

(3)身体某些器官有问题或营养状况不能耐受手术者。

(4)确诊为良性癫痫患者。

(5)患者及其家属不同意手术。

禁忌证并不是绝对的,随着临床医学的进展,手术治疗的领域在不断拓展。

3.手术方式

癫痫手术治疗前须进行充分的评估,目的是明确是否经过正规药物治疗无法控制、明确致痫灶位置并确保能安全切除、明确切除致痫灶后不会引起患者严重的神经功能障碍。对致痫灶进行准确定位是治疗的关键。评估手段包括神经电生理学、神经影像学、核医学和神经心理学等。

(1)治愈性手术:包括半球切除术、脑叶切除术和致痫灶切除术,其中致痫灶切除术是目前开展最多的癫痫外科手术方式,适合致痫区和功能区定位明确且切除致痫区不会损害重要神经功能的患者。

(2)姑息性手术:包括神经纤维离断术和神经调控手术,不应当纳入优先考虑的手术方式。当患者癫痫全面性发作、致痫区定位困难或为多灶性、致痫区位于脑重要功能区时,选择姑息性手术。

(3)毁损手术:主要指脑立体定向射频毁损术,适合致痫区位于脑深部或脑重要结构和不宜行开颅手术者。此外,还包括立体定向放射外科治疗,如γ射线和X射线治疗等。

手术是治疗癫痫的一个重要方法,但药物治疗还是首选,如果经过充分的评估后需手术,请听从医生的建议,既不要畏惧手术,也不要偏执于手术。

(三)生酮饮食治疗

生酮饮食是指高脂肪、低碳水化合物和适量蛋白质的饮食,可使50%~80%的难治性癫痫患儿发作频率减少50%以上、10%~20%的患儿可达到完全无发作,并可以通过改善其认知、行为、睡眠质量等提升生活质量。

（1）适应证：难治性儿童癫痫、葡萄糖转运体1缺陷综合征和丙酮酸脱氢酶复合体缺乏症等。

（2）绝对禁忌证：脂肪酸转运和氧化障碍的疾病，如原发性肉碱缺乏症、β-氧化缺陷和关键酶系缺陷等。

(四)其他

迷走神经刺激术、重复经颅磁刺激术、慢性小脑电刺激术等对各种难治性癫痫都有一定的疗效，主要用于既有药物难治性癫痫又无法手术治疗的患者。

第二章　特殊人群癫痫患者的管理

一、儿童癫痫患者的管理

癫痫发作可见于各年龄阶段。儿童期(≤18岁)是癫痫的高发阶段,儿童癫痫患者占全部癫痫患者的60%以上,其中婴儿期发病率最高,为109/10万,男性癫痫患儿的发病率和患病率略高于女性患儿。规范治疗是儿童癫痫治疗成功的关键,癫痫患儿经抗癫痫发作药物规范治疗的总有效率为80%。癫痫患儿不仅存在骨折、外伤和猝死风险,严重影响患儿的生活质量,而且在学校、社会以及独立生活方面面临着重大的挑战,给家庭及社会带来较大的经济负担。因此,针对儿童癫痫患者进行规范的长程管理至关重要。在儿童癫痫患者管理中应关注抗癫痫发作药物的长程治疗、药物难治性癫痫的系统化医学再评估,关注儿童认知功能及心理状态的康复,给予精神心理、日常生活、预防接种、共患病等方面的长程管理[1-3]。同时,儿童癫痫患者长程管理涉及医师、患儿、家长、医疗机构及社会机构等多方的沟通和协作[4]。

(一)发病年龄特点

癫痫患儿的起病与年龄有密切关系,多数癫痫综合征是年龄依赖性的。婴幼儿期是癫痫发病的第一个高峰期。1岁以内起病者占儿童癫痫患者总数的29%,7岁以内起病者占儿童癫痫患者总数的82.2%,说明儿童癫痫大多数发生于学龄前期。

(二)常见病因

虽然儿童癫痫的病因十分复杂,但随着医学技术的快速发展,大部分病因已被人们明确认识,从病因学上可将儿童癫痫分为两大类[5]。

1.原发性癫痫

原发性癫痫患者占癫痫患者总数的20%,目前没有找到病因,大多数与遗传有关,因此也称作隐源性癫痫。

2.继发性癫痫或症状性癫痫

继发性癫痫指儿童生长发育过程中某种原因导致脑结构或功能异常,神经元异常放电引起的癫痫发作,主要病因如下。

(1)先天性脑发育畸形:如无脑回畸形、巨脑回畸形、多小脑回畸形、灰质异位症、脑穿通畸形、先天性脑积水、胼胝体发育不全、蛛网膜囊肿、小头畸形、巨脑症等。

(2)神经皮肤综合征:最常见的有结节性硬化、神经纤维瘤病和脑三叉神经血管瘤病等。

(3)遗传代谢疾病:如苯丙酮尿症、高氨血症、脂质沉积症、维生素B_6依赖综合征等。

(4)围产期脑损伤:主要指产伤、窒息、颅内出血、缺氧缺血性脑病,其中以缺氧缺血性脑病最常见。

(5)颅内感染:如细菌性脑炎、病毒性脑炎、脑脓肿、真菌性脑炎、脑寄生虫病、接种后脑炎等。

(6)营养代谢障碍及内分泌疾病:常见有低血糖、低血钙、低血镁、维生素B_6缺乏、甲状旁腺功能减退等。

(7)脑血管病:如脑血管畸形、脑血管炎等。

(8)脑外伤:由外伤导致的颅内出血、颅骨骨折、脑挫裂伤等均可引起癫痫,但发病率与损伤程度及部位有关。

(9)高热惊厥:高热惊厥后可导致癫痫发作。

(10)脑肿瘤:如神经胶质瘤、星形细胞瘤等。

(11)中毒性脑病:如药物中毒、食物中毒、一氧化碳中毒、有机磷中毒、重金属(汞、铅、砷)中毒等。

(三)儿童癫痫综合征的分类及临床特点

1.儿童癫痫综合征的分类

根据2022年国际抗癫痫联盟发布的癫痫综合征最新分类方案(表2-1-1),将儿童癫痫综合征分为以下四类。

(1)新生儿期及婴儿期起病的癫痫综合征:发病年龄<2岁。包括良性家族性新生儿癫痫、良性家族性婴儿癫痫、婴儿肌阵挛癫痫、婴儿癫痫伴游走性局灶性发作、婴儿癫痫性痉挛综合征、Dravet综合征等。

(2)儿童期起病的癫痫综合征:发病年龄2~12岁。包括儿童良性癫痫伴中央颞区棘波、儿童失神癫痫、儿童肌阵挛失神癫痫、儿童眼睑肌阵挛癫痫等。

(3)发病年龄可变的癫痫综合征:指儿童期和成年期均可发病的癫痫综合征。包括儿童枕叶癫痫、青少年失神癫痫、青少年肌阵挛癫痫等。

(4)特发性全面性癫痫综合征。

2.常见儿童癫痫综合征的临床特点

(1)良性家族性婴儿癫痫:既往又称良性家族性婴儿惊厥,为常染色体显性遗传病。本病发病年龄3~20个月,绝大多数在1岁以内发病,起病前后智力运动发育正常,表现为局灶性发作或局灶性发作继发全面性发作,发作常呈丛集性,无癫痫持续状态。良性家族性婴儿癫痫发作间期脑电图背景活动正常,无典型癫痫样放电,睡眠期可有Rolandic区棘

表2-1-1　国际抗癫痫联盟癫痫综合征的分类（2022年）

新生儿期及婴儿期发病的癫痫综合征
　自限性癫痫综合征
　　自限性（家族性）新生儿癫痫（SeLNE）
　　自限性（家族性）婴儿癫痫（SeLIE）
　　自限性（家族性）新生儿-婴儿癫痫（SeLNIE）
　　遗传性癫痫伴热性惊厥附加症（GEFS+）
　　婴儿肌阵挛癫痫（MEI）
　发育性癫痫性脑病（DEE）
　　早发性婴儿发育性癫痫性脑病（EIDEE）
　　婴儿癫痫伴游走性局灶性发作（EIMFS）
　　婴儿癫痫性痉挛综合征（IESS）
　　Dravet综合征（DS）
　病因特异性癫痫性脑病
　　KCNQ2-发育性癫痫性脑病（KCNQ2-DEE）
　　吡哆醇依赖性发育性癫痫性脑病（ALDH7A1-DEE）
　　5′磷酸吡哆醇缺陷性发育性癫痫性脑病（PNPO-DEE）
　　CDKL5-发育性癫痫性脑病（CDKL5-DEE）
　　原钙黏蛋白19簇集性癫痫（PCDH19簇集性癫痫）
　　葡萄糖转运体1缺陷综合征（GLUT1DS）
　　Sturge-Weber综合征（SWS）
　　伴下丘脑错构瘤的痴笑性发作（GS-HH）
儿童期发病的癫痫综合征
　自限性局灶性癫痫综合征
　　自限性癫痫伴中央颞区棘波（SeLECTS）
　　自限性癫痫伴自主神经症状（SeLEAS）
　　儿童枕叶视觉癫痫（COVE）
　　光敏性枕叶癫痫（POLE）
　遗传性全面性癫痫综合征
　　儿童失神癫痫（CAE）
　　眼睑肌阵挛癫痫（EEM）
　　肌阵挛失神癫痫（EMA）
　发育性癫痫性脑病或癫痫性脑病
　　肌阵挛失张力癫痫（EMAtS）

续表

  Lennox-Gastaut综合征(LGS)
  发育性癫痫性脑病伴睡眠期棘慢波激活(DEE-SWAS)
  癫痫性脑病伴睡眠期棘慢波激活(EE-SWAS)
  热性感染相关性癫痫综合征(FIRES)
  半侧惊厥-偏瘫-癫痫综合征(HHE)

发病年龄可变的癫痫综合征

  具有多基因遗传病因的全面性癫痫综合征
    青少年失神癫痫(JAE)
    青少年肌阵挛癫痫(JME)
    仅有全面性强直-阵挛发作的癫痫(GTCA)
  推定为复杂遗传的自限性局灶性癫痫综合征
    儿童枕叶视觉癫痫(COVE)
    光敏性枕叶癫痫(POLE)
  具有遗传性、结构性或遗传-结构性病因的局灶性癫痫综合征
    睡眠相关过度运动性癫痫(SHE)
    家族性内侧颞叶癫痫(FMTLE)
    伴可变灶的家族性局灶性癫痫(FFEVF)
    伴听觉特征的癫痫(EAF)
  病因特异性癫痫综合征
    伴海马硬化的内侧颞叶癫痫(MTLE-HS)
    Rasmussen综合征(RS)
  具有多基因遗传病因兼有全面性及局灶性的癫痫综合征
    阅读诱发的癫痫(EwRIS)
  伴发育性脑病、癫痫性脑病或二者兼具的癫痫综合征以及伴进行性神经系统恶化的癫痫综合征
    进行性肌阵挛癫痫(PME)
    热性感染相关性癫痫综合征(FIRES)

特发性全面性癫痫综合征(IGE)

  儿童失神癫痫(CAE)
  青少年失神癫痫(JAE)
  青少年肌阵挛癫痫(JME)
  仅有全面性强直-阵挛发作的癫痫(GTCA)

慢波；发作期癫痫样放电可起源于颞区、顶区、枕区或额区。头颅影像学检查无异常，诊断时要排除低血钙、低血糖等代谢紊乱导致的惊厥。抗癫痫发作药物对本病疗效好，预后良好，2岁后不再发作。

（2）大田原综合征：被认为是癫痫性脑病发病最早的形式，多数患儿有严重的先天性脑发育畸形或围产期脑损伤。发病年龄在出生后3个月之内，多数可早到出生后1个月内发病，表现为强直-阵挛发作，脑电图显示暴发-抑制图形，有严重的精神运动发育落后，发作难以控制，预后极差，死亡率高，存活者可演变为West综合征（婴儿痉挛症）和Lennox-Gastaut综合征。

（3）Dravet综合征：又称婴儿严重肌阵挛性癫痫。本病多为散发病例，少数有热性惊厥史或癫痫家族史。临床特点为1岁以内发病，出生后6个月为高峰发病年龄，首次发作多表现为热性惊厥，1岁以内主要表现为发热诱发的持续时间较长的全面性或半侧阵挛发作，1岁后逐渐出现多种形式的无热发作，包括全面性强直-阵挛发作、半侧阵挛发作、肌阵挛发作、不典型失神、局灶性发作，发作具有热敏感的特点，易发生癫痫持续状态，约30%的患儿发作有光敏感的特点。患儿早期发育正常，1岁后逐渐出现智力运动发育落后或倒退，约60%的患儿可出现共济失调。脑电图在1岁以前常正常，1岁以后出现广泛性棘慢波、多棘慢波或局灶性、多灶性癫痫样放电。Dravet综合征属于发育性癫痫性脑病，抗癫痫发作药物对多数患儿疗效差，成年期仍有发作，智力发育落后，预后不良。

（4）Lennox-Gastaut综合征：Lennox-Gastaut综合征是一种临床常见的年龄相关性癫痫性脑病，部分病例可由West综合征演变而来。病因复杂多样，包括脑发育畸形、围产期脑损伤、中枢神经系统感染或外伤等导致的脑损伤。多发生于1~8岁儿童,主要特点为多种癫痫发作类型、脑电图显示广泛性1.5~2.5 Hz棘-慢综合波和智力发育落后三联征。最常见的发作类型有强直发作、不典型失神及失张力发作。通常发作频繁,药物难以控制,总体预后不良。

(5)儿童失神癫痫:是儿童期常见的癫痫综合征,发病年龄4~10岁,高峰发病年龄6~7岁,女孩较男孩多发,有一定的遗传倾向。临床表现为突然发作,突然中止;持续时间短暂,4~20秒;意识丧失和行为活动突然终止,类似"断片";可通过过度换气诱发(临床上如果怀疑儿童失神癫痫,可以让其连续吹气)。患儿发育正常,抗癫痫发作药物疗效好,常在12岁左右缓解,预后良好。

(6)儿童良性癫痫伴中央颞区棘波:又称为良性Rolandic癫痫,是儿童期最常见的癫痫综合征,发病有明显的年龄依赖性,病因可能与遗传易感性有关。多数患者5~10岁发病,18%~36%的患者有癫痫家族史,青春前期有自我缓解的趋势。主要临床特点为患儿无神经功能缺失,无智能和神经心理功能损害,癫痫发作常具有短暂性、偶发性,以睡眠期发作为主,病初常较频发,同一病例中癫痫发作症状可发生变化,但不会出现多种形式发作;主要累及一侧口、面、舌部及上肢,偶尔全面化;大多数病例仅在睡眠中发作,发作稀少。脑电图背景活动正常,睡眠中放电频率增加,不伴有波形改变。患儿在清醒期可能看不到异常,因此需要在睡眠期监测脑电图。

(7)青少年失神癫痫:青春期发病,发病年龄多在7~16岁,高峰发病年龄10~12岁。男女无差异,主要临床特征为典型失神发作,约80%的患儿伴有全面性强直-阵挛发作,约15%的患儿伴有肌阵挛发作。发作期脑电图显示双侧广泛同步、对称性3~4 Hz棘-慢综合波。多数患儿经抗癫痫发作药物治疗后缓解，预后相对良好。

（8）青少年肌阵挛癫痫：青春期发病，通常起病于12~18岁，生长发育及神经系统检查正常。临床主要表现为肌阵挛发作，突然发生肩外展、屈肘、屈髋、屈膝、跌倒，常伴有膈肌收缩，发作似被电击状，多在清醒后不久发生。80%以上的患儿伴有全面性强直-阵挛发作，约1/3的患儿伴有失神发作。发作间期脑电图显示广泛性4~6 Hz多棘-慢综合波。抗癫痫发作药物对本病疗效好，但多数患者需长期治疗。

（四）发作特点

年龄或脑的成熟程度不仅影响癫痫易感性，也影响癫痫发作类型。某些癫痫发作类型和年龄有密切关系，特别是新生儿期和婴幼儿期的发作常具有明显的年龄特征：①新生儿发作表现特殊，有其特有的发作形式分类；②新生儿和小婴儿没有典型失神发作，全面性强直-阵挛发作少见；③痉挛发作主要见于2岁以内的婴幼儿；④婴幼儿缺乏良好的表达能力和反应能力，部分性发作时缺乏先兆和感觉性发作的主诉，意识状态有时不易判断；⑤有些婴幼儿的部分性发作缺少局灶性症状和体征，需依靠发作期视频脑电图（VEEG）确定发作类型；⑥典型失神发作主要见于学龄前期至青少年期；⑦光敏性癫痫主要见于学龄期至青少年期。

（五）诊断及鉴别诊断

儿童癫痫发作类型多，患儿对病情表达能力差，给临床诊断带来一定困难。为了对患儿做出正确诊断，应结合以下资料进行综合分析。

1.病史及体格检查

（1）首次发作年龄。

（2）既往史：有无围产史、高热惊厥史、中枢神经系统感染史、外伤史、中毒史及家族史。

(3)详细询问发作的临床表现(包括查看发作时的视频资料)。

(4)全面、细致、准确的体格检查。

2.其他检查

包括实验室检查、视频脑电图(表2-1-2)及头颅影像学检查,必要时进行基因检测。

表2-1-2　各年龄段癫痫患儿常见脑电图特征

癫痫综合征	背景活动	发作间期表现	发作类型	发作期表现
新生儿期				
良性家族性新生儿癫痫	正常	正常、局灶性或多灶性异常、尖样θ节律	阵挛,少见强直发作	双侧同步低电压演变为棘波和尖波节律
早期肌阵挛脑病	暴发-抑制图形,睡眠期显著	暴发-抑制图形,睡眠期显著	肌阵挛发作(游走性、片段性/全面性)、局灶性发作	临床发作与放电无对应关系(游走性肌阵挛),广泛性放电(全面性肌阵挛)、局灶性起始放电(局灶性发作)
婴儿期				
婴儿癫痫伴游走性局灶性发作	背景活动变慢	多灶性放电,主要在颞区和Rolandic区	局灶性运动性发作	非连续脑区起始单一形态α节律或θ节律
婴儿肌阵挛癫痫	正常	正常或少量广泛性(多)棘慢波发放	肌阵挛发作	广泛性(多)棘慢波发放
良性家族性婴儿癫痫	正常	放电少见	局灶性发作	局灶性低电压、重复性θ节律或棘波、棘慢波节律,发作可起源于颞区或中央、顶区、枕区

续表

癫痫综合征	背景活动	发作间期表现	发作类型	发作期表现
Dravet综合征	正常、广泛性或局灶性变慢	广泛性、多灶性或局灶性放电,部分可见光阵发反应	发热相关的全面性或局灶性(阵挛)发作,常出现癫痫持续状态,不典型失神,肌阵挛发作	广泛性或局灶性放电
儿童期				
肌阵挛-失张力癫痫(Doose综合征)	正常、轻度弥漫性或局灶性变慢	广泛性(多)棘慢波发放	肌阵挛-失张力、失张力、肌阵挛、不典型失神,罕见强直	广泛性(多)棘慢波发放
常染色体显性遗传夜间额叶癫痫	正常	正常或额区放电	局灶性发作(非对称性强直、自动症)	额区起始节律性放电,有时被掩盖
特发性儿童枕叶癫痫(Gastaut型)	正常	枕区放电,闭眼及睡眠期增多	局灶性发作	枕区起始节律性放电
肌阵挛失神癫痫	正常	广泛性棘慢波发放,睡眠期可见片段性、限局性发放	肌阵挛失神发作	广泛性3 Hz棘慢波节律性发放
儿童失神癫痫	正常	Rolandic区放电,睡眠期增多	典型失神发作	双侧对称同步3 Hz棘慢波发放
儿童良性癫痫伴中央颞区棘波	正常	频繁1.5~2.5 Hz棘慢波发放、多灶性放电	局灶性发作(局部精神运动性发作)	Rolandic区起始节律性放电

续表

癫痫综合征	背景活动	发作间期表现	发作类型	发作期表现
Lennox-Gastaut 综合征	正常或广泛性变慢		常见强直、失张力、不典型失神,其他类型有肌阵挛发作、局灶性发作	广泛性棘慢波发放,颞区放电显著,睡眠期可见片段性、限局性发放
青少年期—成年期				
青少年失神癫痫	正常	广泛性棘慢波发放,前头部显著,睡眠期可见片段性、限局性发放	典型失神发作,少见肌阵挛发作及全面性强直-阵挛发作	3~5 Hz棘慢波发放
青少年肌阵挛癫痫	正常	广泛性棘慢波发放,前头部显著,睡眠期可见片段性、限局性发放	肌阵挛发作,少见全面性强直-阵挛发作及失神发作	肌阵挛发作表现为广泛性4~6 Hz(多)棘慢波发放
仅有全面性强直-阵挛发作的癫痫	正常	少量广泛性3~5 Hz(多)棘慢波发放	全面性强直-阵挛发作	广泛性快波节律及漫波逐渐插入,类似棘慢波发放
进行性肌阵挛癫痫	广泛性变慢	广泛性、多灶性放电,可见光阵发反应	肌阵挛发作	广泛性放电

3.鉴别诊断

从癫痫的鉴别诊断上讲,临床上的发作性事件可分为癫痫发作和非癫痫发作。非癫痫发作是指临床表现类似于癫痫发作的所有其他发作性事件。鉴别癫痫发作和非癫痫发作是癫痫诊断的首要也是重要部分。

非癫痫发作包括心因性发作、晕厥、屏气发作、感觉/运动/自主神经症状、睡眠障碍和感染、代谢紊乱等引起的发作性症状。表2-1-3是不同年龄段常见的非癫痫发作。

表2-1-3　不同年龄段常见的非癫痫发作

年龄段	非癫痫性发作
婴幼儿期	呼吸异常（窒息发作/屏气发作）、运动异常（抖动或震颤/良性肌阵挛/惊跳反应/点头痉挛/异常眼球活动）、消化系统异常（胃食管反流等）
学龄前期	睡眠障碍（夜惊症/睡行症/梦魇）、交叉擦腿、惊跳反应、腹痛、注意力缺陷、晕厥
学龄期	晕厥、偏头痛及头痛、抽动症、发作性运动障碍、精神心理行为异常（焦虑/恐惧/暴怒）、睡眠障碍
青春期及以后	晕厥、癔症发作、偏头痛及头痛、舞蹈症、发作性睡病、短暂性脑缺血发作、短暂性全面遗忘症、猝倒、多发性硬化等发作性症状

(六)药物治疗

抗癫痫发作药物治疗需遵循以下原则：

(1)明确诊断,确定治疗时机；

(2)科学合理地选药；

(3)单药治疗原则；

(4)合理的联合治疗；

(5)个体化治疗。

在治疗过程中,临床医师还需充分考虑患儿病情严重程度、药物代谢速率、药物联用的相互作用等,依据患儿的个体情况,通过血药浓度检测(表2-1-4),进行个体化药物治疗,依据发作控制情况定期随访药物的疗效和不良反应,同时观察患儿的睡眠、生理及心理状态、共患病和生长发育状况等。

表2-1-4　常用抗癫痫发作药物使用方法及血药浓度参考值

患者分类	起始剂量	增加剂量	维持剂量	最大剂量	血药浓度	每日服药次数/次
卡马西平						
儿童	5 mg/(kg·d)（<6岁）	5~7 d增加1次	10~20 mg/(kg·d)	400 mg		2
	100 mg/d（6~12岁）	每2周增加1次	400~800 mg	1000 mg		2~3
成人	100~200 mg/d	逐渐增加	400~1200 mg/d	1600 mg/d	4~12 mg/L	2~3
氯硝西泮						
儿童	0.01~0.03 mg/(kg·d)（10岁以下或体重<30 kg）	0.25~0.5 mg/(kg·3 d)	0.1~0.2 mg/(kg·d)		20~90 μg/L	2~3
成人	1.5 mg/d	0.5~1 mg/3 d	4~8 mg/d	20 mg/d		3
苯巴比妥(鲁米那)						
儿童	2 mg/(kg·d)	1 mg/(kg·d)	3~5 mg/(kg·d)			1~3
成人	60 mg/d	30 mg/d	90 mg/d	极量250 mg/次，500 mg/d	15~40 mg/L	1~3
苯妥英钠(大仑丁)						
儿童	5 mg/(kg·d)	逐渐增加	4~8 mg/(kg·d)	250 mg		2~3
成人	200 mg/d	逐渐增加	250~300 mg/d		10~20 mg/L	2~3
丙戊酸						
儿童	15 mg/(kg·d)	逐渐增加	20~30 mg/(kg·d)			2~3
成人	5~10 mg/(kg·d)	逐渐增加	600~1200 mg/d	1800 mg/d	50~100 mg/L	2~3

续表

患者分类	起始剂量	增加剂量	维持剂量	最大剂量	血药浓度	每日服药次数/次
加巴喷丁						
儿童	12岁以下剂量未定，12~18岁剂量同成人					
成人	300 mg/d	300 mg/d	900~1800 mg/d	2400~3600 mg/d		3
老人	首次剂量由肌酐清除率决定					
拉莫三嗪						
儿童	0.3 mg/(kg·d)	0.3 mg/(kg·d)	2~10 mg/(kg·d)			2
成人	50 mg/d	25 mg/周	100~200 mg/d	500 mg/d		2
拉考沙胺						
儿童	2 mg/(kg·d)	每周增加 2 mg/(kg·d)	6~12 mg/(kg·d)（体重11~30 kg） 4~8 mg/(kg·d)（体重30~50 kg）	12 mg/(kg·d)（体重11~30 kg） 8 mg/(kg·d)（体重30~50 kg）		2
成人	100 mg/d	每周增加 100 mg/d	400 mg/d			2
左乙拉西坦						
儿童	10~20 mg/(kg·d)	10~20 mg/(kg·d)	20~60 mg/(kg·d)			2
成人	1000 mg/d	500~1000 mg/2周	1000~4000 mg/d			2
奥卡西平						
儿童	8~10 mg/(kg·d)	10 mg/(kg·周)	20~30 mg/(kg·d)	45 mg/(kg·d)		2
成人	300 mg/d	300 mg/周	600~1200 mg/d	2400 mg/d		2

续表

患者分类	起始剂量	增加剂量	维持剂量	最大剂量	血药浓度	每日服药次数/次
托吡酯						
儿童	0.5~1 mg/(kg·d)	0.5~1 mg/(kg·d)	3~6 mg/(kg·d)			
成人	25 mg/d	25 mg/周	100~200 mg/d			2
唑尼沙胺						
儿童	2~4 mg/(kg·d)	2~4 mg/(kg·周)	4~8 mg/(kg·d)			2
成人	100~200 mg/d	100 mg/(1~2周)	200~400 mg/d			2
吡仑帕奈						
成人	2 mg/d	2 mg/(1~2周)	4~8 mg/d	12 mg/d		1

1.根据癫痫综合征选药的原则

(1)West综合征:推荐类固醇(促肾上腺皮质激素或泼尼松)或氨己烯酸作为一线治疗药物。

如果一线药物治疗无效或不能耐受,可考虑添加托吡酯、丙戊酸、氯硝西泮或拉莫三嗪进行治疗。

(2)Dravet综合征:推荐丙戊酸或氯巴占作为一线治疗药物。

如果一线药物治疗无效或不能耐受,可考虑添加司替戊醇、唑尼沙胺、氯硝西泮、左乙拉西坦或大麻二酚进行治疗。

不建议应用卡马西平、加巴喷丁、拉莫三嗪、奥卡西平、苯妥英钠、普瑞巴林、替加宾或氨己烯酸治疗。

(3)Lennox-Gastaut综合征:推荐丙戊酸或拉莫三嗪作为一线治疗

药物。

如果一线药物治疗无效或不能耐受,可考虑添加托吡酯、卢非酰胺、氯巴占或大麻二酚进行治疗。如果添加药物治疗仍无效或不能耐受,可考虑应用左乙拉西坦或非氨酯治疗。

不建议应用卡马西平、加巴喷丁、奥卡西平、普瑞巴林、替加宾或氨己烯酸治疗。

(4)儿童失神癫痫、青少年失神癫痫:推荐乙琥胺或丙戊酸作为一线治疗药物。

如果一线药物治疗无效或不能耐受,可考虑选择乙琥胺、丙戊酸和拉莫三嗪中的两种药物或三种药物联合治疗。如果联合治疗仍无效或不能耐受,可考虑应用氯巴占、氯硝西泮、左乙拉西坦、托吡酯、吡仑帕奈或唑尼沙胺治疗。

不建议应用卡马西平、加巴喷丁、奥卡西平、苯妥英钠、普瑞巴林、替加宾或氨己烯酸治疗。

(5)儿童良性癫痫伴中央颞区棘波、Panayiotopoulos综合征或特发性儿童枕叶癫痫(Gastaut型):对于儿童良性癫痫伴中央颞区棘波的患者,首先与患者监护人讨论,是否需要开始抗癫痫发作药物治疗。以上三类疾病为儿童局灶性癫痫综合征,推荐卡马西平、奥卡西平或左乙拉西坦作为一线治疗药物。需注意少数儿童良性癫痫伴中央颞区棘波患儿,使用卡马西平与奥卡西平可能会加重慢波睡眠期持续棘慢波发放。如果治疗无效或不能耐受,可以应用拉莫三嗪或丙戊酸治疗。

(6)青少年肌阵挛癫痫:推荐丙戊酸作为一线治疗药物。

如果一线药物治疗无效或不能耐受,可考虑添加左乙拉西坦或托吡酯进行治疗。如果添加药物治疗仍无效或不能耐受,可以考虑应用氯硝西泮、吡仑帕奈、唑尼沙胺或氯巴占治疗。

不建议应用卡马西平、加巴喷丁、奥卡西平、苯妥英钠、普瑞巴林、替加宾或氨己烯酸治疗。

(7)仅有全面性强直-阵挛发作的癫痫:推荐丙戊酸或拉莫三嗪作为一线治疗药物。如果患者存在可疑的肌阵挛发作,或者怀疑为青少年肌阵挛癫痫,则首先推荐应用丙戊酸治疗。

如果一线药物治疗无效或不能耐受,建议添加氯巴占、拉莫三嗪、左乙拉西坦或托吡酯进行治疗。

(8)特发性全面性癫痫:推荐丙戊酸或拉莫三嗪作为一线治疗药物,应注意拉莫三嗪可能会加重肌阵挛发作。

如果一线药物治疗无效或不能耐受,可以添加左乙拉西坦或托吡酯进行治疗。如果添加药物治疗无效或者不能耐受,可考虑应用氯硝西泮、氯巴占或唑尼沙胺治疗。

不建议应用卡马西平、加巴喷丁、奥卡西平、苯妥英钠、普瑞巴林、替加宾或氨己烯酸治疗。

(9)肌阵挛-失张力癫痫(Doose综合征):推荐丙戊酸、托吡酯或氯硝西泮作为一线治疗药物。

如果一线药物治疗无效或不能耐受,考虑添加左乙拉西坦、拉莫三嗪进行治疗。

不建议应用卡马西平、加巴喷丁、奥卡西平、苯妥英钠、普瑞巴林、替加宾或氨己烯酸治疗。

2.儿童癫痫患者药物选择注意事项

癫痫患儿各年龄段生长发育不同,药物选择也存在差异,其中婴儿期出现第一次生长高峰,幼儿期是中枢神经系统及心理发育最为迅速的时期,学龄期是儿童心理、认知及性格形成的关键时期,青春期出现第二次生长高峰,是儿童到成人的过渡时期,是一系列内分泌变化导致性成熟并形成生殖能力的时期,也是生理、心理、情感发展的时期,对于青春期癫痫患儿来说,长期用药需观察药物对骨代谢、内分泌及体重等生长发育的影响[6]。抗癫痫发作药物选择时需注意以下方面:

(1)患儿在标准体重范围内应按公斤体重计算每日给药量,对于体重高于或低于标准体重的患儿,应参照标准体重给药,并结合临床疗效和血药浓度调整每日给药量。

(2)新生儿和小婴儿的肝脏和肾脏尚未完全发育成熟,对药物的代谢和排泄能力差,药物在体内半衰期长,容易蓄积中毒;婴幼儿期至学龄前期体内药物代谢速率快,半衰期短,因此在选择药物治疗时需监测血药浓度,根据临床疗效调整剂量。

(3)注意监测药物不良反应,定期查肝功能、血常规等。使用丙戊酸治疗时,年龄<2岁或有遗传代谢疾病的儿童发生肝损害的危险性增加;用奥卡西平有发生皮疹的风险,应密切观察,如有皮疹出现,需及时停药随诊;用托吡酯单药或添加治疗时,发生恶心、呕吐等不良反应概率较低,耐受度高。

(4)儿童首次发作后是否开始抗癫痫发作药物治疗需要考虑癫痫的病因、发作类型、癫痫综合征等。如良性婴儿癫痫首次发作后,可以暂不用抗癫痫发作药物,继续观察,若间隔24小时再出现发作,则开始用抗癫痫发作药物治疗;儿童良性癫痫伴中央颞区棘波,1年后复发,也不一定急于用抗癫痫发作药物治疗。

(5)儿童正处于生长发育和学习的重要阶段,在选择抗癫痫发作药物时,应充分考虑到药物对患儿认知功能的影响。如使用苯巴比妥治疗时,可能会出现认知功能损害,若出现,应更换其他抗癫痫发作药物,新一代抗癫痫发作药物如奥卡西平、左乙拉西坦、拉莫三嗪对患儿认知功能的损害较小;使用唑尼沙胺与托吡酯治疗时,可能会出现记忆力及注意力减退,若停药或逐渐减量,可减轻相关临床症状。

(6)有些儿童期特殊的癫痫性脑病(如West综合征、Lennox-Gastaut综合征、Landau-Kleffner综合征等)除口服抗癫痫发作药物治疗外,还可选用肾上腺皮质激素、生酮饮食等特殊治疗方法。

(7)丙戊酸对患线粒体脑病和有机酸血症合并癫痫的患儿易引起肝损害,尽量不选用;对诊断为Alpers综合征合并癫痫的患儿应禁用丙戊酸,因丙戊酸可引起该类患者肝脏衰竭。

(8)青春期癫痫患儿在使用抗癫痫发作药物时,需注意卡马西平、苯巴比妥、苯妥英钠等可使发生骨质疏松的概率升高;丙戊酸长期单药治疗可使骨代谢标志物增加,血钙浓度升高;拉莫三嗪与丙戊酸可减少骨形成,减少骨量;唑尼沙胺、托吡酯、非氨酯等可减轻体重;普瑞巴林、加巴喷丁、丙戊酸等可增加体重。

(9)目前已确定的遗传性癫痫精准治疗药物:Ⅰ型钠通道基因SCN1A突变相关的Dravet综合征已确定盐酸芬氟拉明为精准药物,同时需避免使用钠通道阻滞剂(奥卡西平、卡马西平、拉莫三嗪等)及γ-氨基丁酸(GABA)类药物(氨己烯酸、卢非酰胺);而奥卡西平等钠通道阻滞剂可作为SCN8A突变和KCND2突变相关遗传性癫痫的一线用药;SLC2A1突变相关的葡萄糖转运体1缺陷综合征首选生酮饮食治疗;mTOR抑制剂依维莫司是一种治疗结节性硬化症(TSCI/TSC2突变相关)的精准药物。

(七)生酮饮食治疗

除了药物治疗之外,饮食疗法也是一种较好的治疗方法。生酮饮食是一种高脂肪、适量蛋白质、低碳水化合物的饮食模式。脂肪作为主要的能量来源,在体内转化为酮体并为大脑供能,其类似饥饿状态时脑内的供能模式,在保证儿童生长发育所需要的蛋白质和热量的同时使机体处于酮症状态,酮体则具有抗癫痫和神经保护等功能,可达到治疗儿童癫痫的作用。

生酮饮食治疗具有快速、安全、有效及可改善部分癫痫共患病等优点,被认为可能是难治性癫痫的最佳治疗选择之一。儿童难治性癫痫是指经单药或经2种及以上一线抗癫痫发作药物正规治疗,甚至已使用最大耐受量,仍不能完全控制发作的儿童癫痫。生酮饮食对儿童葡萄糖转运体1缺陷综合征、Dravet综合征、Doose综合征、Lennox-Gastaut综合征、Landau-Kleffner综合征和癫痫性脑病伴慢波睡眠期持续棘慢波等均有较好的治疗效果。当然在使用生酮饮食治疗时也会出现一些副作用,包括儿童体重不增、便秘、低血糖和影响儿童生长发育等,因此在使用生酮饮食治疗之前需要对患儿进行全面的评估。

我国生酮饮食治疗仍在起步阶段,探索适合中国儿童的生酮饮食治疗临床应用范畴是我们努力的方向,随着生酮饮食治疗配方的不断改良和广泛应用,相信会使更多的患者受益。

(八)长程管理

在儿童癫痫患者的长程管理中,强调要自始至终以患儿为中心,医生要全面关注患儿近远期疗效和预后,在控制癫痫发作的同时,还要综合考虑患儿的病情(病因、发作类型、综合征类型、脑电图表现)及生长发育等个体情况、家庭经济情况和治疗意愿、患儿及其监护人的愿望;同时还应熟悉抗癫痫发作药物的不良反应,并预先告知患儿及其监护人可能出现的风险,发现可能与服药相关的异常反应,当出现非预期情况如发作未能控制、可疑药物不良反应、患儿不能配合治疗、患儿生活质量受影响等时，及时进行系统的医学再评估，给出相应的医学建议和治疗措施[4]。

1.长程管理目标

（1）建立良好的医患关系，提高患儿的依从性。

（2）关注患儿不同时期的生长发育特点。

（3）重视并及时干预癫痫共患病。

（4）努力建立医、患、教的良性互动，使长程管理的理念得到家长、教师乃至全社会的理解和支持，提高患儿整体生活质量，使患儿保持最佳心理状态和社会生活能力，帮助患儿尽可能与健康同龄儿一样，最大限度实现自身价值和人生理想。

2.停药管理

多数患儿于发作完全控制后3~5年可以考虑尝试逐渐减停药。减停药时应个体化考量，要综合考虑患儿癫痫发作类型、病因、脑电图表现、生长发育特点、患儿或家长的愿望等。对于明确诊断的儿童失神癫痫，完全控制发作后2年即可考虑开始减药；减停药应缓慢进行，一般需持续数月至1年，以降低复发风险。多药联合治疗的患儿，建议先减停疗效可能较差的一种药物，减停完后至少观察1个月，再开始减停第二种药物。患儿青春期体格快速发育，心理及内分泌波动较大，减量与停药后复发风险增加，应尽量避免在这一时期减停药；在抗癫痫发作药物减停过程中，应定期复查脑电图，建议每减量1/3或1/2时复查一次脑电图，以便在临床复发之前更早发现癫痫复发的脑电图迹象。复发患儿中70%~80%发生于减量期至停药后1年内，其中约半数发生在减量过程中，完全停药后复发率逐年下降。对于完全停药后复发者，应恢复原用药方案或选择其他更恰当的抗癫痫发作药物治疗。

3.依从性管理

影响患儿药物治疗依从性的因素很多,除疗效和不良反应外,药物种类、剂型、服用方便性(每日次数及剂量调整方案等)、价格、病耻感等都是导致服药依从性差的常见因素。提高患儿服药依从性首先应重视健康宣教,就癫痫的严重性和治疗的必要性与患儿进行充分沟通,使患儿及其家长消除病耻感,对治疗的目的、方法、过程和要求充分理解并主动配合,并督促其建立规范的病情日志和服药记录。

4.随访管理

癫痫患儿的规范用药非常重要,因为每种抗癫痫发作药物都或多或少有着相应的副作用。因此,应在专科医生指导下进行定期随访,了解患儿服药依从性,并监测药物疗效和不良反应。对于发作控制满意者,建议每3~6个月随访1次。对于难治性癫痫及一些特殊癫痫综合征,应增加随访次数,并制订个性化随访计划。随访内容主要包括患儿一般情况,相关症状及体征,癫痫发作类型、频率及严重程度变化,用药及不良反应,共患病,生长发育、心理行为、认知及睡眠状况等,酌情行必要的辅助检查(如血药浓度检测、脑电图检查等)。

5.共患病管理

儿童癫痫的患病率高、病程长、反复发作,往往并发或共患其他疾病,其中神经精神共患病更常见,比例高达43%,主要包括注意缺陷多动障碍、焦虑与抑郁、抽动障碍、认知功能障碍、睡眠障碍和偏头痛等,经抗癫痫发作药物治疗后约70%的患儿癫痫发作可完全缓解,但多数癫痫患儿的共患病未能够被及时识别及诊治,对患儿学习、生活、家庭及伙伴关系等产生广泛而持久的损害,甚至造成终身影响。因此,对癫痫共患病进行早期诊断并给予针对性的系统规范治疗具有重要意义[7]。

6.不良反应管理

不良反应是癫痫药物治疗中长程管理的重点内容。抗癫痫发作药物的不良反应大致可分为4类。

（1）急性不良反应：出现在用药初期，以中枢神经系统和胃肠道表现为主，与起始剂量大小及加量速度密切相关，一般随用药时间延长逐渐耐受。

（2）特异质反应：如过敏性皮疹、不可逆性肝坏死、再生障碍性贫血等，可致命。

（3）慢性不良反应：如认知与行为障碍、体重增加或减少、青春期性生殖激素影响、脱发、骨代谢及钙磷代谢等。如长期服用苯巴比妥、卡马西平等可能导致骨密度降低，因骨质疏松而增加骨折的风险，可预防性服用钙剂和维生素D。

（4）临床医生应熟悉各类药物可能的不良反应并预先告知，使患儿或家长了解可能发生的风险。如果服药后出现严重不良反应或癫痫发作明显加重，应尽快换药，观察症状变化，必要时予以相应的处理。

（九）预防接种

癫痫与神经系统密切相关，所以癫痫患儿能否进行预防接种受到普遍关注。一般认为疫苗与儿童的癫痫发作无因果关系，然而其发作可能与疫苗接种引起的发热相关。癫痫发作未控制时建议暂缓百日咳等疫苗接种，6个月及以上无发作的癫痫患儿，且脑电图没有频发的癫痫样放电，即可按照计划接种疫苗。无论是否服用抗癫痫发作药物或有癫痫家族史，均可接种所有疫苗，即使接种后出现癫痫发作，对患儿的总体预后也没有明显影响。但是，需要注意的是，如果患儿近6个月内有发作，需要暂缓疫苗接种，且不要同时接种两种疫苗，注意观察患儿身体、精神状态,如果不适则需暂缓疫苗接种。对于新型冠状病毒疫苗接种,癫痫并不是禁忌证,尚无科学证据表明癫痫患儿接种新型冠状病毒疫苗存在风险,故处于癫痫稳定期的适龄儿童均可接种,若正处于活动期,需暂缓接种。

(十)常规护理

只要合理用药,同时辅以全面的护理,55%以上的癫痫患儿可以控制发作。癫痫患儿护理应该注意以下方面的护理要点。

1. 治疗护理

如果孩子患了癫痫,家长不要过分紧张,因为随着医疗水平的提高,约80%的患儿通过治疗可以让病情得到控制,其中50%的患儿停药后可终身不发作。癫痫一旦确诊,医护人员必须告诉患儿及其家长抗癫痫发作药物的作用机理、剂型、剂量、不良反应等,家长必须监督患儿按时服药,不可私自换药、减药、停药,否则会给临床治疗带来更大的难度。

2. 心理护理

癫痫是一种慢性疾病,躯体的痛苦、社会的偏见,严重影响患儿的身心健康,患儿常感到紧张、焦虑、恐惧等,家庭成员应经常给予关心、帮助、爱护,使其有良好的生活环境、愉快的心情和稳定的情绪。

3. 日常生活护理

在日常生活中,癫痫诱发因素很多,如睡眠不足、精神紧张、疲劳等。因此患儿要保持有规律的生活节奏,保持充足的睡眠;避免受凉感冒,增强免疫力;尽量减少或避免使用带电磁辐射的设备,如看电视、玩电脑、玩手机等;避免剧烈运动及吵闹等刺激,合理安排生活起居,使生活环境保持安静舒适,禁止从事危险活动,避免情绪激动。

4. 饮食护理

癫痫患儿不需要特殊饮食,不需要忌口,正常孩子吃的食品,癫痫患儿都可以吃,平日里保证合理的营养即可。家长不能因孩子有病就对其迁就、百依百顺,使其养成厌食、挑食的习惯,以致孩子营养不良。患儿要多食营养丰富的食物,如高蛋白、低热量、高纤维、清淡无刺激饮食,但也不必额外增加营养,一些"补品"或"补药"对患儿无益处。饮食过量、暴饮暴食及饮水过度是诱发癫痫发作的因素。

5.家庭护理

家庭经济条件差、家庭成员关系不和谐及对癫痫持负面态度等均会对患儿产生很大的影响,家长应做适当的家庭调适,给予患儿温馨和睦的家庭环境。

6.社区护理

农村地区神经科专科医师缺乏、癫痫患儿及其家属对癫痫缺乏正确认识以及治疗费用高等因素,使多数癫痫患儿存在治疗缺口,所以应该重视社区管理,让更多患儿得到医疗帮助,应鼓励社区医生、家长、患儿和医师多交流,让患儿得到全方位的服务。

二、女性癫痫患者的管理

癫痫是女性常见的一种神经系统疾病。由于疾病负担、社会歧视等,女性癫痫患者文化水平低,就业率低,经济状况相对较差,她们的婚姻存在各种问题,如择偶困难、不选择婚姻等,幼年发病的女性癫痫患者有更低的结婚率。女性癫痫患者怀孕的概率较未患癫痫女性低1/3~2/3。女性癫痫患者中约40%为育龄期女性(指有生育能力、处于生育期的妇女,一般15~50周岁)。育龄期女性癫痫患者具有特殊的生理心理特点,面临月经、妊娠、生育、哺乳、避孕等问题,35%的患者妊娠后癫痫发作更加频繁。癫痫发作通过影响下丘脑-垂体-卵巢轴来干扰生殖内分泌系统、性激素的代谢以及性激素结合球蛋白,导致生殖内分泌异常,主要包括多囊卵巢综合征、下丘脑性闭经、卵巢早衰及功能性高泌乳素血症等。多囊卵巢综合征在普通人群中发病率估计为4%~6%,而在女性颞叶癫痫患者中高达10%~25%。下丘脑性闭经在女性颞叶癫痫患者中发病率为12%,而在普通女性中发病率仅约1.5%。女性癫痫患者在妊娠及分娩期间的并发症及死亡率远高于非妊娠期,为普通人群的10倍,其中突发的难以预测的死亡发生率为100/10万,而且会导致胎儿的出生缺陷、认知功能障碍及发育缺陷等。较之男性患者,女性患者对社会歧视更加敏感,女性癫痫患者的生活质量总体评分明显低于男性癫痫患者,女性癫痫患者担心癫痫发作及抗癫痫发作药物对胎儿的影响,更易合并焦虑及抑郁。

(一)儿童期管理

见儿童癫痫患者的管理。

(二)青春期管理

青春期女性癫痫患者内分泌急剧变化,有较强的孤立感、社会隔绝感及更差的社交能力,易出现早恋、饮酒等特殊敏感问题。这些因素均可能影响癫痫发作。同时,青春期女性癫痫患者具有很强的逆反心理,常常担心癫痫及抗癫痫发作药物副作用给自己带来名誉损失及外形改变,治疗依从性差,导致发作控制欠佳。青春期的抗癫痫治疗需避免使用影响月经周期、内分泌稳态的药物,让患者最大程度获益。

(1)青春期患者应尽量控制发作,减少因公共场合发作对患者造成心理、情绪上的负担和困扰。

(2)癫痫本身以及部分抗癫痫发作药物有可能干扰性腺轴,从而导致激素分泌失调。患者可出现月经周期紊乱、闭经、不育、性功能障碍、多囊卵巢综合征等并发症,对性腺轴发育尚不稳定的青春期女性患者更应注意避免使用影响内分泌的药物,关注并及时询问月经、内分泌异常情况。

(3)月经期及前后癫痫发作增多的患者,应该详细记录发作情况并主动向就诊医生说明。可以考虑每月月经前后临时增加抗癫痫发作药物剂量,至月经结束后恢复至原剂量。

(4)对于青春期女性癫痫患者,不建议将丙戊酸作为一线药物,应当选用青春期可用药物,如左乙拉西坦、拉莫三嗪、奥卡西平等,若药物效果不佳,酌情使用丙戊酸。

(三)孕前管理

良好的孕前准备和指导对计划怀孕的女性癫痫患者至关重要,孕前咨询可降低癫痫本身和抗癫痫发作药物治疗的风险。

(1)患者和家属应认真记录发作情况,按医生要求进行血液化验、脑电图检查、影像学检查并携带报告就诊,若达到2~3年无发作且影像学检查和脑电图没有特殊提示,在医生指导下逐渐减停药物,停药后备孕。若尚未停药,建议孕前9个月以上无发作再计划妊娠。

(2)若患者遵医嘱积极治疗后仍然有发作,但考虑到女性年龄因素等情况无法等待完全控制癫痫发作,患者有备孕打算时,仍应坚持服用抗癫痫发作药物,并尽早向医生咨询,调整使用对孕期及胎儿影响小的治疗药物,如拉莫三嗪、奥卡西平、左乙拉西坦,且尽可能单药治疗,如果单药治疗效果有限,则按照医生建议进行添加治疗。

(3)所有抗癫痫发作药物调整最好在受孕前完成,妊娠期间避免停药或更换治疗药物,以避免癫痫复发。尽量在癫痫控制稳定之后开始备孕,尤其要争取控制最危及患者的全面性强直-阵挛发作及复杂部分性发作,避免癫痫持续状态发生。

(4)建议在孕前检测抗癫痫发作药物血药浓度,建议建立孕期药物剂量调整的参考基线值。

（5）传统的抗癫痫发作药物胎儿畸形发生率较高，尤其是丙戊酸，有生育计划的女性癫痫患者应尽量避免。若必须使用，应调整到最小有效剂量，最好≤800 mg/d。

（6）低水平叶酸与神经管缺陷、流产和宫内胎儿生长抑制有关，每日补充小剂量叶酸在预防胎儿神经管畸形中起重要作用。所有计划妊娠或有能力妊娠的女性每天应补充0.4 mg叶酸，应至少在怀孕前1个月开始，持续到怀孕12周。神经管缺陷高危女性每天应摄入4 mg叶酸，应在怀孕前3个月开始，并持续到怀孕12周。

（7）孕前遗传咨询非常重要，有以下情况建议进行遗传学检测：一级亲属有1人患有不明原因癫痫或癫痫相关基因确诊者；合并有特殊面容、发育迟缓或孤独症样行为者；被诊断为神经皮肤综合征或皮质发育畸形等。

(四)孕期管理

1.孕早期管理

孕早期，为了给产科医师在围产期管理和分娩方式等方面提供参考，患者应该在产科门诊建档时主动叙述癫痫病史以及抗癫痫发作药物使用情况。妊娠期前12周为孕早期，此阶段是胚胎器官发育形成的关键时期。

（1）建议在备孕时优先选择新型抗癫痫发作药物，尽可能避免使用丙戊酸，尽量保持单药治疗的最小有效剂量。

（2）对于正在使用丙戊酸的女性癫痫患者，建议重新评估，尽量用其他抗癫痫发作药物替代后再考虑怀孕。计划外怀孕且正在使用丙戊酸的女性癫痫患者，若发作控制良好，不推荐在妊娠期临时替换丙戊酸，将其调整到较低剂量即可；若发作控制不佳，可尝试用起效较快的新型抗癫痫发作药物进行替换，或添加新型抗癫痫发作药物，并维持较低的丙戊酸剂量。

（3）推荐女性癫痫患者从备孕时开始每天补充叶酸，并至少持续到怀孕12周。若未服用抗癫痫发作药物，建议叶酸日剂量为0.4 mg；如正在服用叶酸拮抗药或既往有流产史、曾生产过神经管畸形儿，建议叶酸日剂量为4 mg。

2. 孕中晚期管理

怀孕13周至分娩前为孕中晚期。怀孕12周以后，药物的致畸风险降低，而抗癫痫发作药物血药浓度下降以及睡眠不足、压力增加，使癫痫发作和产科并发症发生的风险增加。因此，该阶段管理的重点转为预防癫痫发作和监测胎儿生长。

（1）建议对患癫痫孕妇每1~2个月进行癫痫门诊随访，动态评估患者的癫痫发作情况，依据孕前或孕早期抗癫痫发作药物血药浓度基线值，及时调整药物剂量或联合治疗。

（2）受激素影响，服用抗癫痫发作药物的孕妇在妊娠期间出现抑郁、焦虑、失眠等精神心理症状，应尽早前往心理卫生中心门诊就诊。

（3）孕期应密切监测胎儿健康状况，如果发现胎儿异常，建议咨询产科医生和新生儿科专家，以确定妊娠期间和产后的治疗方案，建议每月进行产科门诊随访。

（五）分娩期和哺乳期管理

1. 分娩期管理

（1）分娩方式的选择：癫痫患者分娩方式的选择应由产科和神经科医生共同商讨决定。癫痫不是早期引产或剖腹产的指征，胎儿窘迫才是急诊剖腹产的指征;若癫痫发作频繁影响孕妇分娩时配合,孕晚期出现癫痫持续状态或分娩时出现癫痫大发作,建议剖腹产。

(2)分娩时注意事项:癫痫患者在分娩时应最大限度地减少分娩过程中癫痫发作的诱发因素,如过度通气、睡眠缺乏、脱水、压力和疼痛。产程中应更加重视胎心检测,若胎心率在5分钟内未恢复或者再次异常,应尽快结束妊娠。分娩期间应当继续服用抗癫痫发作药物,如果经口不能耐受,则改为具备胃肠外给药途径的药物,如丙戊酸、苯巴比妥和左乙拉西坦等。

(3)抗癫痫发作药物剂量回调和维生素K使用:药物代谢在产后逐渐正常,此时血药浓度过高的风险增加,应在分娩后10~14天检测血药浓度,参考孕前血药浓度,适当减少剂量。女性癫痫患者产后抑郁的发生率较普通人群高近3倍,要注意识别并及早干预。如孕期使用了肝酶诱导型抗癫痫发作药物(卡马西平、奥卡西平、苯妥英钠、托吡酯),新生儿出血风险增加,建议新生儿出生时肌内注射维生素K。

2.哺乳期管理

母乳喂养对婴儿的巨大益处是公认事实。尽管抗癫痫发作药物会通过乳汁分泌,但服用抗癫痫发作药物的女性实施母乳喂养仍然总体安全。此外,母亲服用抗癫痫发作药物并坚持母乳喂养,也不影响其子女的近远期精神运动发育。在密切监测婴儿状态及相关指标的前提下可以进行母乳喂养,或通过混合喂养、避开在母亲血药浓度达高峰时进行哺乳等来减少不良反应。建议在哺乳期尽可能选择不良反应小、向乳汁中转运少的抗癫痫发作药物,减少联合用药的种类,选择最小有效剂量,并监测婴儿的精神状态、体质量增长及精神运动发育情况等,出现可疑不良反应时可借助相关检查来进行判断,必要时停止母乳喂养。同时教育患者不要单独护理新生儿,避免癫痫发作造成母子损伤,尤其是全身性强直-阵挛发作的患者。生产后需要及时调整抗癫痫发作药物剂量,尤其是妊娠中抗癫痫发作药物剂量较大的患者,产后血药浓度上升,调整不及时可能导致药物中毒。

(六)更年期管理

女性更年期一般是45~55岁(绝经期)。这一时期,女性机体的代谢和内分泌功能处于一种不稳定的状态,会出现内分泌失调及自主神经功能紊乱等一系列症状。女性癫痫患者围绝经期和更年期容易提前,因此,患有癫痫的女性应就提前进入更年期的影响进行咨询,包括可能较短的生育期。围绝经期,由于雌激素和黄体酮浓度的迅速变化,癫痫发作的频率可能会增加。更年期,癫痫发作可能会减少,这可能是由较高浓度的雌酮所致。更年期骨转换增加并且骨质流失加速,导致骨密度降低,由此产生的骨折可导致慢性疼痛、残疾和死亡。抗癫痫发作药物的使用,特别是肝酶诱导型抗癫痫发作药物,与低骨密度相关,这种相关性使得绝经后的女性癫痫患者特别容易发生骨折。因此,更年期使用抗癫痫发作药物的女性需要定期监测骨密度,并补充钙和维生素D。维生素D与钙结合使用时,建议每日剂量800 IU;单独使用时,每日剂量1800~4000 IU。

女性癫痫患者在青春期、月经期、妊娠期及绝经期,痫性发作的频率及强度都会发生相应改变。女性一生中发生的激素变化可影响抗癫痫发作药物的使用,并受癫痫发作机制和抗癫痫发作药物影响,故其规范化诊疗至关重要,急需规范化长程管理的推广。

三、老年癫痫患者的管理

癫痫是世界卫生组织重点防治的五大神经精神疾病之一,随着社会老龄化的进展,老年癫痫人群不断扩大,65岁以上老年人癫痫发病率约为25%。老年癫痫病因复杂,不仅需要临床医生的专业诊治,更需要患者家属、照料者及社会组织等多种力量共同努力,帮助患者提高自我管理技能,从而改善患者健康状况并提高其生活质量。有效的健康管理模式可以降低患者的癫痫发作率与死亡率,提高患者的生活质量。

(一)诊断及鉴别诊断

1.诊断

老年癫痫的诊断同其他年龄段相同,即通过以下步骤进行诊断:确定发作性事件是否为癫痫发作;确定癫痫发作的类型;确定癫痫及癫痫综合征的类型;确定病因;确定共患病。因老年癫痫患者癫痫发作常不典型且多伴有其他系统疾病,这给临床诊断带来了一定困难,因此需特别注意以下几点。

(1)病史询问:对于怀疑为癫痫发作的老年患者,详细的病史询问对确诊有非常重要的意义。可通过患者本人、目击者和照料者对发作状况、发作时间、诱发因素等的详细描述来判断。

(2)神经系统检查:临床医生需检查患者的精神、智力及意识状态;皮肤有无特殊斑痣,尤其是头面部的血管瘤;有无特殊面容,有无颈强直或抵抗;运动、感觉、腱反射及病理征等。许多老年癫痫患者可在以上检查中发现异常,这有助于临床医生进行诊断、鉴别诊断及病因分析。

(3)其他系统检查:老年人常伴随多种其他系统疾病,应根据患者情况进行其他系统相关检查,包括血常规、肝肾功能、甲状腺功能、血压、心脏超声、脑及颈部血管超声等,以帮助鉴别诊断及确定病因。

(4)脑电图检查:脑电图在癫痫诊断中有非常重要的作用,对老年癫痫的诊断也有很大帮助。视频或动态脑电图的阳性检出率可达80%,对于怀疑为癫痫的老年患者是非常必要的检查。

(5)神经影像学检查:老年癫痫多为继发性,常存在结构性病变,特别是有局部症状及神经系统查体异常的患者,应进行头颅CT或MRI、癫痫一体化核磁共振等头部影像学检查,以明确病因及寻找可能的病灶。

2.鉴别诊断

老年癫痫还应与其他老年人常见的发作性疾病相鉴别。

(1)短暂性脑缺血发作:短暂性脑缺血发作有时会被误诊为癫痫发作。癫痫发作在一些颈动脉栓塞的患者中可能是唯一的临床表现。但是脑缺血大多有神经系统功能缺损症状,而癫痫多表现出功能异常及过度的症状。相对于短暂性脑缺血发作,癫痫发作时间一般不超过5分钟,且可能伴有意识障碍,而短暂性脑缺血发作大多无意识障碍。此外,短暂性脑缺血发作患者的症状在出现时即为巅峰,通常不会再加重,但是癫痫发作的症状常会在短时间内逐步进展。神经影像学检查及脑血管病相关危险因素的筛查对癫痫的鉴别诊断具有重要意义。

(2)短暂性全面性遗忘:短暂性全面性遗忘是一种突然发生的顺行性遗忘,需要与癫痫发作中的复杂部分性发作鉴别。短暂性全面性遗忘发作时患者无意识及认知功能障碍,只是暂时丧失记忆,会反复询问所处环境等问题,这种状态可以持续几个小时,但通常不会反复发生。复杂部分性发作一般会伴有意识障碍。

(3)偏头痛:一些癫痫发作,如枕叶癫痫的症状与伴有视觉先兆(闪光、黑点、偏盲、视物模糊)的偏头痛的临床表现有相似之处,需要鉴别。尤其是在老年人群中有时偏头痛发作并不表现为头痛,可能仅存在视觉先兆,而脑电图也可以有异常放电表现,需要与癫痫发作鉴别。通常,偏头痛视觉先兆症状持续时间较长,可持续几小时或几天,很少出现意识障碍。而枕叶癫痫的先兆症状持续时间相对较短,先兆后可能出现全身性强直-阵挛发作,多伴有意识障碍,发作时间也通常较短,脑电图有癫痫样放电。

(4)其他系统疾病。

①心血管疾病:心血管疾病中最容易和老年癫痫混淆的是晕厥。老年人晕厥时可以无任何征兆,也可以伴有尿失禁,并且意识障碍的时间略长,需要与癫痫发作鉴别。通常晕厥会出现皮肤苍白,较少伴有舌咬伤,偶有发作性意识模糊和自动症,发作期间脑电图多正常,直立倾斜试验、24小时动态心电图监测等有助于鉴别。

②内分泌代谢性疾病:如低血糖、电解质紊乱等。低血糖通常不会出现完全的意识丧失,但有时临床表现可与晕厥发作或精神运动性发作类似,发作前常有饥饿感、无力、颤抖、行为异常等症状,血糖检查可明确诊断。对于低钠血症的老年患者,血电解质检测可以帮助鉴别。

(二)常见病因

老年癫痫患者可分为两类:一类是老年慢性癫痫患者,即童年及青中年的癫痫发作延续到老年;另一类是60岁及以上年龄起病的老年新发癫痫患者。约60%的老年癫痫患者可找到明确病因,包括脑血管疾病、中枢神经系统感染、脑外伤、脑肿瘤、神经系统退行性疾病等,在老年新发癫痫患者的病因中,脑卒中为首要因素。老年新发癫痫患者与老年慢性癫痫患者病因如图2-3-1所示。

1.脑血管病

卒中后癫痫分为早发性和晚发性两种。早发性卒中后癫痫为首次脑卒中后即刻或住院期间及出院随访期间出现≥2次癫痫发作,且排除其他原因所致的痫性发作;晚发性卒中后癫痫为脑卒中2周后发生的癫痫。早发性卒中后癫痫不仅会加重患者的脑损伤,还是发生晚发性卒

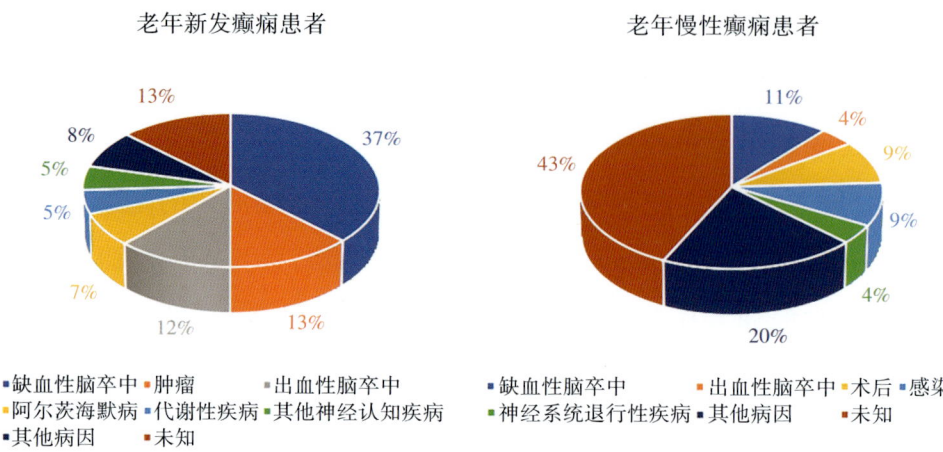

图2-3-1 老年新发癫痫患者与老年慢性癫痫患者的病因

中后癫痫的高危因素,特别是非惊厥性癫痫和非惊厥性癫痫持续状态。脑卒中的高危因素包括高血压、高脂血症、糖尿病等,筛查高危人群,并及早对脑卒中的高危因素进行干预,规范脑卒中的急救流程,做好脑卒中的三级预防,对预防老年人卒中后癫痫非常重要。此外,一些脑小血管病也会导致癫痫发生,它们常常没有脑卒中发作,但通过影像学检查可找到病灶。因此,影像学检查是明确老年癫痫患者病因及确定致痫灶的重要手段。

2.中枢神经系统感染

中枢神经系统感染是癫痫发生的重要危险因素。脑炎或脑膜炎患者发生癫痫的风险是普通人的7倍,患癫痫的风险在感染后5年内最高。老年人由于免疫力低且伴有其他系统疾病,易发生中枢神经系统感染性疾病,如结核、梅毒、HIV、寄生虫病等。其中病毒性脑炎患癫痫的风险高于细菌性脑膜炎。

3.头外伤

头外伤是癫痫的常见病因。头外伤之后1年内癫痫发病率最高,但在头外伤后10年癫痫发作风险仍比普通人高。外伤后癫痫的危险因素包括多发性脑挫伤、颅骨骨折、颅内出血、蛛网膜下腔出血、失忆或意识丧失超过1天等。老年人活动能力差,且摔倒意外发生后损伤程度要高于年轻人。因此,注重老年人的陪护,减少老年人摔倒意外发生是非常必要的。

4.颅内肿瘤

颅内肿瘤是老年癫痫中仅次于脑血管病的另一常见病因,同时癫痫发作也是颅内肿瘤的常见临床表现。20%~40%的颅内肿瘤以癫痫发作为首发症状,在疾病进程中有20%~45%的患者会出现癫痫发作。原发性脑肿瘤和脑转移瘤均会增加老年癫痫的风险。

5.代谢性或中毒性疾病

一些代谢性及中毒性疾病也会诱发癫痫发作,如酒精戒断、一氧化碳中毒、电解质紊乱、低血糖或高血糖、甲状腺功能减退等,但通常在电解质及代谢异常纠正后得到改善,无须长期应用抗癫痫发作药物治疗。此外,由于老年人存在共患病而使用的一些药物,如抗精神病药物、抗抑郁药物、抗生素类药物、茶碱、左旋多巴、噻嗪类利尿剂等,也有诱发癫痫发作的可能。

6.其他病因

除上述病因外,有30%~50%的老年癫痫由其他病因导致。其中,边缘叶脑炎和可逆性后部白质脑病是老年新发癫痫少见的病因。边缘叶脑炎多伴有意识障碍及行为异常表现,常由副肿瘤综合征引起。可逆性后部白质脑病多见于使用免疫抑制剂的老年患者,可有头痛、意识障碍、癫痫发作、呕吐、视力障碍等表现。

(三)治疗

老年癫痫的治疗包括两个方面：一是针对病因的治疗，二是抗癫痫发作药物治疗。

1.病因治疗

大部分老年癫痫患者可找到明确病因，脑卒中为老年癫痫的首要病因，因此预防脑血管病是极其重要的。脑血管病的危险因素包括高血压、糖尿病、肥胖、高龄、过咸食物、脑血管病家庭史、吸烟、饮酒、血压过低等，预防脑血管病后癫痫的前提是消除上述危险因素，严格控制饮食并经常锻炼身体，这可以大大降低脑血管病的发病率，也是预防老年人卒中后癫痫的重要方法。尽早明确病因、针对关键病因治疗对某些老年癫痫患者的治疗是最有效的，如随着脑瘤的摘除或代谢紊乱的纠正，癫痫发作也随之消失。同时，患者应尽量避免劳累、情绪波动、睡眠不足等诱发因素。

2.抗癫痫发作药物治疗

抗癫痫发作药物治疗对老年癫痫有效，一般80%的患者经规律服用抗癫痫发作药物可实现无癫痫发作。因此，老年癫痫患者首选药物治疗，选药的基本原则与青年人一致，但是老年人由于生理或病理变化对药效学和药代动力学的影响，通常对抗癫痫发作药物敏感，在治疗药物的选择方面需重点考虑以下因素。

（1）尽可能以单药治疗为主，小剂量起始、缓慢滴定、维持较低的有效治疗剂量，必要时进行血药浓度检测。例如，丙戊酸的药代动力学和血药浓度受多种因素影响，个体差异大，因此，老年癫痫患者应用丙戊酸治疗时需要根据个体实际情况进行血药浓度检测。

（2）多数老年癫痫患者服用单一抗癫痫发作药物即可有效控制癫

痫发作，但少数患者需要应用2种或2种以上药物。药物联合治疗应尽量选择不同作用机制的药物，避免加重不良反应，例如拉莫三嗪与丙戊酸在治疗上有协同作用，因此两药联合时应适当减少药物剂量。此外，老年癫痫患者常伴随一些共患病，需要长期服用其他药物，应充分考虑服用的非抗癫痫发作药物与抗癫痫发作药物的相互作用以及多种抗癫痫发作药物联合应用之间的相互作用。例如，老年患者容易出现骨质疏松，尤其是绝经后的女性患者，应尽可能避免使用有肝酶诱导作用的抗癫痫发作药物，并适当补充维生素D和钙。卡马西平对心脏传导系统功能有影响，因此，心动过缓及传导阻滞的患者禁用。新型抗癫痫发作药物，如左乙拉西坦、拉莫三嗪等不引起或较少引起药物间相互作用。

（3）对患者、家属及照料者进行癫痫相关知识的宣教，以提高患者依从性。患者家属或照料者要清晰记录患者服用抗癫痫发作药物及联合使用其他药物时出现的不良反应并及时与专业医生进行沟通，以便医生对治疗方案做出及时、合理的调整。

（4）新型抗癫痫发作药物在减少药物副作用、药代动力学及药物与药物之间相互作用方面比传统抗癫痫发作药物更有优势，但老年人抗癫痫发作药物的选择需要个体化、多因素综合考虑。拉莫三嗪可作为新发老年癫痫患者的首选药物；部分性发作和强直发作者首选奥卡西平，该药安全性及耐受性良好；强直-阵挛发作首选丙戊酸；失神发作首选丙戊酸或乙琥胺；阵挛性发作首选丙戊酸；癫痫持续状态首选地西泮；难治性癫痫则可选用拉莫三嗪、托吡酯、左乙拉西坦、加巴喷丁等新药。此外，老年癫痫患者选择抗癫痫发作药物治疗时，还需要考虑药物对老年患者认知、睡眠、精神行为等的影响（表2-3-1），从而提高老年癫痫患者的生活质量。

表 2-3-1 常见抗癫痫发作药物对老年癫痫患者的影响

药物名称	对认知的影响	对情绪的影响	其他影响	慎用人群
拉莫三嗪		情绪稳定剂	皮疹、失眠、多梦、震颤	合并有严重心脑血管疾病
左乙拉西坦		可能会对情绪产生不良影响,如易怒、焦虑等	药物间相互作用较少	
托吡酯	会对认知产生不良影响,尤其是找词困难	可能对情绪有不良影响	肾结石、体重减轻、其他复杂的副作用	合并有泌尿系统疾病
唑尼沙胺	会对认知产生不良影响,尤其是找词困难	可能对情绪有不良影响	与托吡酯的副作用非常相似,但总体上耐受性更好,对合并帕金森病的患者可辅助治疗运动症状	
丙戊酸钠	可能影响认知,导致高血氨脑病	情绪稳定剂	血小板减少,体重增加,震颤(少数患者可发展为帕金森病)	合并有严重心脑血管疾病
吡仑帕奈		对情绪有不良影响	药物间相互作用较少	
拉考沙胺		通常认为对情绪有稳定作用,但有时也有不良影响	可能引起心悸、PR间期延长,很少有房颤和房扑	
奥卡西平	低钠血症(谵妄、嗜睡、淡漠)		肝酶诱导剂(影响脂质代谢、影响骨骼健康、药物间相互作用),头晕(导致跌倒)	合并有严重心脑血管疾病

续表

药物名称	对认知的影响	对情绪的影响	其他影响	慎用人群
卡马西平	对认知的影响可能在老年群体中更突出	情绪稳定剂	肝酶诱导剂(影响脂质代谢、影响骨骼健康、药物间相互作用)，头晕(导致跌倒)	合并有严重心脑血管疾病
苯妥英钠	对认知有不良影响	有时对情绪有不良影响	治疗窗窄，较多的药物间相互作用，对脂质代谢、骨骼健康影响较大，头晕	合并有严重心脑血管疾病

(四)综合管理

1.以医院为基础的综合管理模式

该管理模式是以患者为中心，以抗癫痫治疗为基础，由各领域医生(包括神经内科专科医生、护士，药剂师、营养师及心理医生等)组成的一种多协作管理模式。在该管理模式下，医生能发现和交流问题，对癫痫患者在精神上采取安慰、疏导、劝解，并进行健康教育及引导，帮助患者认识疾病，了解发病原因，提高患者对癫痫的认识水平，增强其战胜疾病的信心，以促进患者身体康复，从而尽可能有效地控制癫痫发作，在一定程度上可减少癫痫患者的消极情绪。

(1)在院内患者癫痫发作时医护人员的处理。

①明确癫痫发作的类型与诊断。

②严密动态观察患者的意识及生命体征，记录癫痫发作时的具体症状。

③帮助患者保持正确体位，引导患者注意周围环境的安全性，避免患者意外受伤。

④积极寻找病因及诱因，发作持续时间超过5分钟应考虑癫痫持续

状态,需及时干预,终止发作。

⑤必要时进行相关检查。

(2)老年癫痫患者共患病管理。

①认知共患病:老年癫痫患者的认知功能障碍在老年人群中尤为常见。同时应用多种药物可能对某些认知域有更大损伤。加速认知功能衰退、大脑老化和痴呆的相关危险因素包括:易导致动脉粥样硬化的血管危险因素,如高血压、糖尿病、肥胖、吸烟;不良的生活方式,如社交活动和运动量过少;使用的药物(包括一些抗癫痫发作药物)不利于胆固醇、叶酸和葡萄糖代谢;炎症标志物升高。因此,筛查认知功能及对相关危险因素进行干预是非常必要的。

②精神共患病:老年癫痫患者患抑郁、焦虑的风险高于一般老年人群,且共患精神疾病的概率比年轻癫痫患者更高。医护人员应及时与患者沟通,并给予合适的安慰和心理疏导,以此减少抑郁、焦虑的发生。老年癫痫患者精神共患病非常常见且可能导致预后不良,因此提倡对精神共患病进行筛查和治疗。

③躯体共患病:癫痫患者患心脑血管疾病的风险较一般人群高,可能与癫痫本身或长期应用某些抗癫痫发作药物有关。因此,对老年癫痫患者应注意躯体共患病的筛查并及时给予治疗,同时,要充分考虑药物间的相互作用和相关不良反应。

2.以家庭为中心的健康管理模式

该管理模式是需要患者家属及照料者协作,在家庭内针对癫痫患者采取的一种较放松的管理模式。癫痫具有易反复发作、并发症多、用药时间长等特点,尤其是对于部分生活自理能力较差的老年人来说,有效的家庭管理对缓解患者病情、提高患者生活质量有很大帮助。该模式包括督促患者提高用药依从性,监测有无药物相关不良反应,帮助患者改善不良的生活方式,关注患者心理、情绪问题。有研究表明,家庭管理对促进慢性疾病患者身体康复大有助益,并能显著提高患者生活质量及家庭幸福感。这种管理模式不仅能提高患者及其家属、照料者对疾病的认识水平,还可提高患者治疗的积极性和信心。

在家庭管理模式中,家属及照料者应尽可能详细地记录患者癫痫发作相关情况,并能在患者癫痫发作时做出正确处理,具体包括:保持冷静,不要惊慌;使患者保持侧卧位或平卧头侧;使患者保持呼吸道通畅;避免强制制动患者肢体;及时联系医疗人员并做好药物干预;提供有关癫痫发作和药物副作用的准确信息,以便在复诊时帮助医生结合患者病情变化对治疗方案做出合理、高效的调整。

老年患者常合并高血压、糖尿病、心脑血管疾病等慢性疾病,需要同时服用多种药物。因此,应加强老年癫痫患者癫痫基本知识教育,尤其是抗癫痫发作药物的相关副作用及与其他药物之间的相互作用。家庭成员应注意患者的情绪变化,积极护理原发病和其他慢性疾病,增强患者的安全感。随着年龄的增加,老年人躯体机能减退,比年轻人更容易因癫痫发作而摔倒发生骨折等伤害,损伤程度也更严重。鉴于此,老年癫痫患者需要家庭成员及照料者给予更多的关注及看护。

3.患者的自我健康管理模式

由于不良事件的存在,癫痫患者自我管理是非常必要的,旨在提高患者对自身健康的重视。自我健康管理是一种对癫痫等慢性疾病进行持续管理的方法,目的是让患者通过持续改善自己的行为、监测自己的疾病症状,保持健康和减少疾病对自己社会功能、情感及人际关系的影响。

(1)患者要对癫痫有充分的认识并了解癫痫发作可能导致的相关意

外,掌握癫痫发作的处理方法,尽可能避免诱发因素。

(2)患者要对治疗充满信心,充分配合医生的治疗,包括遵从医嘱规律用药、及时与医生沟通发作状况及药物不良反应等,这些有助于医生制订和调整治疗方案。

(3)患者应保持健康的生活方式,包括不饮酒,不喝咖啡、浓茶,尽量少喝可乐及碳酸类饮料,保证营养均衡。

(4)患者应保持积极、乐观的心态,在有陪护的情况下进行适当的户外活动,这有利于调节情绪、增强体质;还可进行心理咨询,适宜的心理咨询可以帮助患者稳定情绪,减少焦虑、抑郁的发生,增强战胜疾病的信心。

总之,癫痫是一种长期反复发作的慢性中枢神经系统疾病,癫痫治疗应是全方位的综合治疗,需要临床医生、社会相关组织、患者及其照料者等多方面共同协作管理,建立多层面的癫痫长程管理机制,帮助患者改善健康。老年患者可通过有效的健康管理模式降低发病率、死亡率,减少癫痫引起的并发症,从而提升生活质量和幸福感。

参考文献:

[1]孙琴,郝金斗,周启新,等.生酮饮食对儿童难治性癫痫疗效与安全性的Meta分析[J].临床神经病学杂志,2023,36(4):300-304.

[2]董春娟,蔡榕,陈清秀.生酮饮食联合延续性护理对儿童难治性癫痫的治疗及护理研究[J].护士进修杂志,2020,35(22):2044-2048.

[3]程大志.认知训练对儿童癫痫共患病的干预[J].中国医学前沿杂志(电子版),2021,13(12):30-33.

[4]朱登纳,牛国辉.儿童癫痫的长程管理[J].临床儿科杂志,2023,41(3):235-240.

[5]中国抗癫痫协会.临床诊疗指南:癫痫病分册(2023修订版)[M].北京:人民卫生出版社,2023.

[6]施萍.儿童年龄分期及胎儿期、围生期保健重点[J].中国社区医师,2011,27(42):28.

[7]张文秀,艾戎.儿童癫痫共患病的研究现状[J].癫痫与神经电生理学杂志,2020,29(3):185-187.

第三章　癫痫的日常护理、急救及预防

癫痫是一种慢性疾病,许多患者需要长期甚至终身服药治疗,了解癫痫的预防及急救知识,做好居家日常护理非常重要。

一、癫痫的日常护理

(一)服药管理

不能坚持规律用药是癫痫复发的重要诱因。癫痫患者由于长期用药,容易对服药产生厌烦心理,导致经常漏服药物,病情一旦得到一定程度控制,就自认为癫痫已经治好,从而忽视医生的叮嘱而放弃用药,使治疗功亏一篑。因此,癫痫患者一定要遵医嘱按时按量服药,切不可自行减药、漏服药、停药或换药。作为家属,也应起到监督作用,提高患者服药依从性。另外,对于一些药物常见的早期副作用家属与患者都要熟悉,早期进行观察与治疗。

(二)饮食管理

一些特定的饮食可能会诱发癫痫发作,如饮料、咖啡、浓茶、酒精、巧克力和辛辣刺激性食物等,患者应避免这些饮品或食物的摄入,饮食宜清淡、质软、易消化。饮食应有节制、有规律,切忌过饱、过饥或一次性大量饮水。应多吃新鲜的蔬菜水果、粗粮、豆制品、鱼虾蛋奶、瘦肉等,做到营养均衡、合理饮食,不挑食、不偏食。

(三)睡眠管理

癫痫的发作与睡眠质量有一定关系,良好的睡眠有助于癫痫的治疗,也可预防癫痫发作。首先,床铺要舒适、干净、柔软适中,卧室要通风良好、温度适宜,光线宜暗,环境要安静。其次,患者应养成良好的睡眠习惯,保持规律的睡眠,避免睡眠不足、过度睡眠和过度劳累,可适当午睡,午睡时长以20分钟为宜。有研究发现,运动可通过干预神经递质的分泌改善睡眠[1],因此癫痫患者要注意锻炼,坚持每天规律且适度地运动,但最好不要在睡前2小时进行。另外,睡前不要看刺激的电影、电视,不要吵架,不要聊兴奋的话题,不能过饱等。如果癫痫患者出现严重睡眠障碍,需及时到医院专科就诊,针对病因接受专业的治疗。

(四)心理支持

癫痫患者容易出现焦虑、自卑、敏感、孤独、恐惧等心理。家属应努力为其创造一个和谐、快乐的生活环境,多鼓励、多陪伴患者,帮助患者克服不良心理,增强战胜疾病的信心。同时帮助患者正确认识癫痫,尽可能走出家庭、回归社会,恢复正常的社会交往。如果癫痫患者出现严重心理问题,已经影响到日常生活,应及时到医院就诊,接受专业的治疗。

(五)社交活动

既往研究表明,癫痫与多种不良社会功能结局相关,例如社交技能缺陷、社交能力下降、社会认知障碍和社交焦虑[2]。癫痫患者常常因担心自己会在大庭广众之下癫痫发作,被人鄙视,产生自卑、抑郁的心理,从而不愿参加社交活动,这给他们的生活质量和疾病治疗带来不利影响。事实上在药物控制良好的情况下,患者参加社交活动可减轻心理压力,有利于疾病的治疗及身体的康复,从而提高生活质量。因此,应鼓励患者到公共场所与同龄人交往、与社会接触,积极参加社交活动,保持良好的人际关系,而不应完全隔离自己。

(六)适当运动

适当运动可以减少癫痫发作频率,同时能够提高患者身体和心理健康水平[3]。癫痫患者应当坚持适度锻炼,比如散步、慢跑、打太极拳等,同时应尽量避免较为剧烈的体育运动,如快跑、打篮球、踢足球等,因为剧烈活动会引起体力过度消耗,容易诱发癫痫发作。另外,应避免攻击性强的运动,比如拳击、空手道及跆拳道等,这类运动易导致患者外伤。此外,也应避免高风险的运动,如游泳、跳伞、登山、冲浪等,这类运动危险性大,一旦中途癫痫发作,将严重威胁患者的生命安全。

(七)安全防护

癫痫发作时容易发生意外伤害,因此家庭应该做好安全防护,如移除家中的锐利物品、保持室内干净整洁、安装护栏和防滑垫等,室内热水壶、火炉等应远离患者,且患者应避免单独在厨房做饭、烧水等,以避免癫痫发作时被烧伤或烫伤。另外,癫痫发作频繁的患者不要单独外出行动,如要外出可携带院前急救药物,如地西泮鼻喷雾剂,在癫痫发作时使用可终止发作,避免发生癫痫持续状态,必要时可随身携带附有患者姓名、年龄、所患疾病、住址、家人联系方式的信息卡,以便发作时能得到及时处理。此外,癫痫患者禁止驾驶汽车、游泳、高空作业等。

(八)避免其他诱发因素[4]

癫痫患者应尽量避免精神紧张、情绪激动、过冷及过热刺激;注意季节变化,冬天预防感冒,夏天预防中暑;避免强烈声音刺激,最好少看或不看电视、电影、电脑,不玩电子游戏,少看手机,因为这些声、光、电磁波刺激均可诱发癫痫发作;避免乱用药物,如抗生素诺氟沙星及一些抗焦虑抑郁药物等,癫痫患者因其他疾病就诊时,须告知医生自己的癫痫病史,尽量避免使用可诱发癫痫发作的药物,确实需要使用时,应严格遵照医嘱。

(九)记录癫痫日记

建议平时记录癫痫日记,当患者到医院复查时,医生就可以通过这些记录更加准确地判断病情,以便进行精确治疗。日记应包含以下内容。

1.发作先兆

癫痫在发作之前会有一些征兆。也许在刚开始几次发作之前患者感觉不到,但是随着发作次数的累积,患者就会有一种征兆感。所以患者或家属应该把这些征兆详细记录下来,为以后预测癫痫发作提供参考。癫痫发作先兆通常有以下几类。

(1)视觉先兆:看到运动或静止的光圈、黑点、闪光点,视物变形等。

(2)嗅觉先兆:本来没有的气味会突然感觉扑鼻而来,如烧焦的橡胶味、腥味等刺鼻的味道。建议当出现这种情况时,询问身边的人有没有同样的感觉。

(3)躯体先兆:身体会突然出现麻木、刺痛感,有时还会出现感觉缺失。或上腹部、脐部有紧缩感,或有恶心、发热、疼痛或某种难以形容的不适感。

(4)听觉先兆:听到铃声、鸟叫声、虫叫声或机器声等,而实际上这些声音根本不存在。

(5)味觉先兆:本来熟悉的味道变得与以前不一样了,口中总有苦、酸、咸、甜等不舒适的味道。

(6)精神先兆:出现幻觉、错觉,或者似曾相识感,感觉某些场景是生活中曾出现过的,但是实际上并不存在。

(7)情绪先兆:出现焦虑、不安、压抑、惊恐等情绪。

2.发作情况

这是非常重要的记录,是对病情最直观的反映。要注意记录患者发作时抽搐的部位、时间、频率,详细记录发作时的症状,如有无双眼上翻、口吐白沫、牙关紧闭、大小便失禁、意识丧失等,有些患者可出现一些不自主、无意识的动作,如舔唇、咀嚼、咂嘴、吞咽、摸索、拍手、擦脸、自言自语、无目的走动等。如果患者有意识丧失,要记录何时转清醒,并观察发作后有何不适,如有无头痛、乏力、恶心、呕吐、肌肉酸痛等,做好记录。最好能用手机录制发作时的视频,以便复诊时医生详细了解发作时的具体情况。

3.有无诱发因素[5]

日记还要记录癫痫发作有无诱发因素,比如最近是否发热、熬夜、暴饮暴食,是否吃了什么食物,是否漏服了药物,是否情绪波动较大,是否长时间看电子产品,如电脑、电视等。如果能有这么一份详细记录,那么家人就可以逐渐摸清到底是什么因素容易诱发癫痫发作,下次就可以尽量避免这些因素。

4.其他[5]

其他内容主要指是否出现药物不良反应,如头晕、皮疹、困倦等症状。如果是儿童、青少年患者,还要记录生长发育、体重变化、学习、睡眠及日常活动情况等。

(十)定期复查

癫痫是一种慢性疾病,需要长期管理和复查。患者应定期到医院进行血常规、肝肾功能、视频脑电图检查,必要时进行血药浓度等检查,注意药物不良反应。定期复查有助于及时调整治疗方案,能更好地控制癫痫发作。注意复查时最好带齐所有的既往病历、药物及各项检查资料。

二、癫痫发作时的急救

(1)当癫痫患者发作将要倒地时,应立即扶住患者使其慢慢倒地侧卧,尽可能将患者放在一个平坦、松软的地方,以免跌伤。迅速移开周围硬物、锐器、热水壶等危险物品,预防发作时对患者身体造成伤害。

(2)如患者平卧,应将其头偏向一侧,避免口腔分泌物流入呼吸道导致呛咳甚至窒息。迅速解开患者衣领、腰带,使其保持呼吸道通畅。如有呕吐物要及时清理,但不要灌水清洗口腔,不要担心患者癫痫发作时咬伤舌头而往嘴里塞东西,如家属手指、筷子、毛巾等,勿强行往病人嘴里喂药,在患者完全恢复之前不要给其吃喝任何东西,防止吸入性肺炎甚至窒息。

(3)去除身上的危险物品,如打火机、眼镜等,如果患者有假牙,需及时取下。如果患者嘴巴紧闭,则不要尝试撬开,否则容易造成患者门牙断裂、松脱或假牙脱落导致气道异物窒息。

(4)当患者癫痫发作抽搐时避免强行按压四肢,以免造成韧带撕裂、关节脱臼或骨折等。不建议对癫痫发作患者进行人工呼吸和胸外按压,应在抽搐停止后,判断心跳、呼吸,结合实际情况看是否给予心肺复苏。另外,不要通过掐人中或虎口试图终止发作,这有可能导致掐伤、鼻出血等意外发生。

(5)对于部分表现为精神运动性发作的患者要注意保护好他们,防止其到处走动,伤及自身或他人。

(6)癫痫发作停止后,让患者尽可能减少活动,保持适当休息,有条件的可给予吸氧治疗。救助者应等到患者完全恢复后再离开。

(7)患者家属要保持冷静,做好病情观察并记录。

(8)癫痫发作一般在5分钟之内都可自行缓解。若有以下情况应立即拨打120送到医院救治:发作时间过长(超过5分钟)、短时间内频繁发作(30分钟内发作2次以上)、连续2次发作间期意识没有完全恢复、呼吸困难或突然发作致外伤,或是患者第一次发作,均应立刻将患者送往医院救治,以免引起其他严重后果。即便发作早已终止,也要到医院进一步检查,以选用正确的治疗方法。

三、癫痫的预防

目前导致癫痫的病因中,有些是可以预防的。改善孕产期护理、降低中枢神经系统感染和寄生虫感染风险、避免脑外伤、预防脑血管疾病等方面的干预措施可能会显著减轻癫痫负担[6]。

(一)婚配选择

癫痫患者在选择伴侣时,应禁止近亲结婚,禁止双方均是原发性癫痫的患者结婚,避免与有癫痫家族史的对象结婚,两个有癫痫家族史的非癫痫成员也应慎重婚配。

(二)孕产期预防

女性癫痫患者在怀孕期间要保持良好的生活习惯,尤其是孕早期应该避免抽烟、喝酒、接触放射性物质;要预防感冒发热以及各种细菌性、病毒性感染;要定期进行产前检查,发现胎儿发育异常时应视情况及时终止妊娠。

在孕妇分娩时,应及时处理难产,避免新生儿产伤、窒息、颅内出血、缺氧、缺血性脑病;避免使用产钳、胎头吸引器等,这些都能够减少围产期损伤,避免癫痫的发生。

(三)避免脑外伤

脑外伤引起的癫痫在临床中非常常见。保护好患者人身安全,防止头部受伤是预防外伤后癫痫最有效的方法。骑自行车或摩托车、滑雪、滑冰、骑马时要戴安全帽或系好安全带,减少跌倒、交通事故和运动伤害,若受伤要及时就医,避免癫痫发作的隐患。

(四)预防脑血管疾病

在我国,脑血管疾病是老年人各类疾病中发病率最高的,也是老年癫痫常见的病因之一。在日常生活中要注意控制血压、血糖、血脂,避免抽烟和过度饮酒,注意控制体重,预防脑血管疾病的发生。

(五)预防颅内感染

以疟疾、脑囊虫病、脑膜炎和脑炎为主的中枢神经系统感染是引起癫痫的重要原因[6],因此预防感染非常重要。预防方式包括接种流脑或乙脑疫苗,保持良好的个人卫生习惯,做到饭前便后洗手,避免接触病原体。如果患有一些感染性疾病,如肺炎、鼻炎、中耳炎等,应及时进行治疗,避免加重引起颅内感染。日常生活中不喝生水,不吃生肉,生食、熟食分开准备,养成良好的生活习惯。

(六)预防高热惊厥

高热惊厥每发作一次都会对孩子的脑神经元造成一次不小的伤害。高热惊厥与癫痫关系密切,有转为癫痫的可能。当孩子出现高热惊厥症状时,家长不要惊慌,应将孩子衣领解开,使其头偏向一侧,同时将孩子周围的尖利物品全部取走,密切观察,一旦孩子高热惊厥超过1分钟,应立刻拨打120将孩子送往医院,并及时进行脑电图检查。

(七)避免乱用药

部分患者原本没有癫痫发作,但会因一些药物导致发作,还有一部分患者用药后出现新形式的发作,我们把由这类药物引起的癫痫统称为"药物相关性癫痫"。可诱发癫痫发作的药物种类繁多,其中最为常见的是神经精神系统用药、抗感染药物以及麻醉和麻醉辅助用药。所以,癫痫患者在日常生活中不要盲目用药,应在专业医师的指导下进行有效治疗,这样才能降低风险,获得治疗的最大效果。对于确诊为药物诱发的癫痫发作,一般的处理准则是及时停止用药,如果在停止用药后,患者癫痫仍会发作,则应进行抗癫痫发作药物治疗。

(八)适度运动

在日常生活中,癫痫患者要保持良好的运动习惯,坚持每天进行一定的健身锻炼,控制好每天的运动强度,在能力范围内进行锻炼,避免剧烈运动,可以选择散步、慢跑、太极拳、羽毛球等低中等强度的运动,这样可以在一定程度上降低癫痫的发病率。

(九)避免过度劳累

过度劳累会使全身肌肉代谢加快,从而导致体内乳酸堆积,影响脑细胞正常活动,诱发癫痫发作。因此,癫痫患者要避免熬夜、过度劳累,确保每天有足够的睡眠时间;还要避免高强度的工作,合理安排时间,劳逸结合。

(十)保持情绪稳定

情绪经常出现波动,可能会导致脑神经元发生异常改变,从而引起癫痫发作。因此,癫痫患者要放松心情,避免受到精神上的打击。

参考文献:

[1]熊文丽.运动干预神经递质分泌改善睡眠[J].当代体育科技,2023,13(29):24-27,38.

[2]汪亚男,伍芷君,陈丽坚,等.癫痫患者病耻感对社交回避和苦恼影响的研究进展[J].癫痫杂志,2023,9(1):48-52.

[3]张琛启,孙红斌.体育锻炼对癫痫患者影响的研究进展[J].临床神经病学杂志,2022,35(6):469-473.

[4]陈福新.癫痫发作八大诱因[J].家庭医学,2022(8):21.

[5]田宏.抗击癫痫,记好癫痫日记[J].江苏卫生保健,2022(2):8.

[6]Thurman J D,Begley E C,Carpio A,等.癫痫的一级预防:一项来自国际抗癫痫联盟预防工作组的报告[J].癫痫杂志,2019,5(6):467-474.

第四章　癫痫引发的社会问题

癫痫是一种常见的慢性神经系统疾病,会对患者的生活和社会功能产生严重影响。癫痫患者除了要应对病情带来的困扰外,还要面对一堆复杂的社会问题。多数人会把癫痫的症状跟精神失常、智力障碍等挂钩,觉得癫痫很丢人,这让患者很自卑[1]。因此,癫痫患者在教育、工作、家庭关系等方面都会遇到挫折[2],以下是一些与癫痫相关的社会问题。

一、教育

(一)教育机会不平等

对于癫痫控制不佳或存在认知功能减退的癫痫患者来讲,大部分学校往往没有提供适合此部分人群的教育环境和资源,导致他们无法享有与其他学生同等的受教育机会。

(二)社会歧视和排斥

在我国,癫痫防治和康复团队的建设还在完善中,培训专业医务人员首当其冲,但教育工作者和学校管理者由于缺乏对癫痫的了解和相关专业知识,无法提供患者所需的支持和帮助。癫痫患者如果在学校出现癫痫发作,可能会遭受歧视和排斥。这种歧视和排斥不仅会对患者的自尊心和自信心造成伤害,还会影响他们的学习和发展。所以,提高全民对癫痫的正确认识,消除大众对癫痫发作的偏见与忌惮,任重而道远。

(三)缺乏心理支持

癫痫患者常常面临心理压力和焦虑,需要得到心理支持和辅导。然而，由于缺乏相应的心理健康服务，他们往往无法获得必要的心理支持，导致心理问题进一步恶化。癫痫患者在知道自己的病情后，会感到社会对他们的排斥，产生病耻感。正是由于这种羞耻感，他们会尽力掩盖病情，尽量让自己看起来像正常人，虽然这样能减少一些被羞辱的情况，但同时也增加了他们的心理压力。另外，由于癫痫发作没有预兆，且不分场合，如果长期无法控制，患者会变得很悲观，觉得这是一种无法克服的心理缺陷，从而变得紧张、焦虑，无法解脱，甚至对生活失去信心，产生自杀的念头。所以，提供必要的心理支持是解决这些问题的关键[1]。

为了解决癫痫患者面临的教育问题，社会和教育部门可以采取以下措施。

（1）提供平等的教育机会：教育部门应为癫痫患者提供适合的教育环境和资源，确保癫痫患者能够获得与其他学生相同的教育机会。

（2）加强教育工作者培训：教育工作者在癫痫患者受教育期间起到关键作用，他们往往代表着长辈、智慧及权威，对癫痫患者的成长具有不可忽视的作用。教育工作者应接受关于癫痫的培训，提高对癫痫患者的了解，以保障癫痫患者能够获得更多的支持。

（3）提供心理支持：学校和社会应为癫痫患者提供所需的心理支持，帮助他们应对心理压力和焦虑。鼓励各机构组织公益活动，积极促进癫痫患者更好地融入社会，培养广泛的兴趣爱好，多交朋友。

（4）减少歧视和排斥：社会应加强对癫痫的宣传和教育，减少对癫痫患者的歧视和排斥，营造一个包容和支持的环境。主观上应减少对癫痫患者的过度关注，同情和怜悯只会让患者感觉低人一等，伤害其人格和自尊，周围人士要尽可能帮助患者正视疾病。

癫痫患者所面临的教育问题需要社会各界的关注和支持。提供平等的教育机会、丰富教育工作者的知识储备、提供心理支持、减少歧视和排斥,可以帮助癫痫患者获得更好的教育和发展机会。

二、就业

(一)就业歧视

由于对癫痫的误解和偏见,一些雇主可能认为癫痫会影响工作效率或增加工伤风险,因而拒绝雇佣癫痫患者。这种就业歧视使得癫痫患者很难找到稳定的工作,在这种就业环境下癫痫患者会产生不适感,容易在工作中消极怠慢、自暴自弃。

(二)就业限制

癫痫发作时患者可能会失去意识或控制,在一些工作环境中存在安全隐患,这使得癫痫患者就业受到限制。例如,飞机驾驶员、救护车驾驶员、警察和武装人员、机械操作员等职业需要高度集中的注意力和身体协调能力,对癫痫患者来说是不适合的[2-3]。

癫痫患者可以从事他们所喜欢的职业,但在就业过程中可能需要一些额外的支持来帮助他们更好地适应工作。例如,灵活的工作时间安排有利于癫痫患者在发作后能够休息和康复;加强对癫痫的宣传和教育,可以减少对癫痫的误解和偏见;制定反歧视政策,有助于保护癫痫患者的就业权益。

通过这些措施,可以为癫痫患者创造一个更包容的就业环境。在确保安全的前提下,不要过分强调疾病带来的就业限制。癫痫患者可以尝试家政、园艺、文书等相对安全的工作,但要避免选择厨师、护士、药剂师、司机、牙科技师等职业,高空和水下作业、操作电动机械和电工等也绝对不适合。

癫痫患者在工作中不应隐瞒个人癫痫病史,尤其是在未得到有效控制发作的情况下。癫痫患者应提前向医生询问发作时同事应采取的措施,避免在癫痫发作时因不安全的环境或不恰当的处理造成二次伤害。同时,严重癫痫患者应享有与残疾工人相同的权利,社会应为他们的生活提供基本保障。

三、婚姻及家庭

(一)婚姻决策

癫痫患者在考虑结婚时可能会面临困难。他们可能担心自己的病情会给伴侣带来负担,或者担心自己无法承担起婚姻中的责任。癫痫的发作往往不可预测,因此癫痫患者不能向配偶隐瞒病情。配偶应了解癫痫相关知识,与患者建立较为良好的信任关系。

(二)生育问题

癫痫患者可能会担心癫痫存在遗传倾向,或者担心自己因病无法照顾好孩子,从而选择不生育。女性癫痫患者应尽可能使用工具避孕,某些抗癫痫发作药物可能会与避孕药产生相互作用,降低抗癫痫发作药物及避孕药的疗效(避孕失败)[2];若同时合并其他疾病,如多囊卵巢综合征,部分患者需要口服短效避孕药进行治疗且欲达到避孕效果,应该及时与主管医生进行沟通。

(三)家庭生活

癫痫患者可能会面临频繁的癫痫发作,这会给家人带来心理压力,对家人生活造成困扰。家庭成员可以通过以下方式来支持癫痫患者。

(1)支持和理解:家庭成员应该尽量理解和支持癫痫患者,鼓励他们积极面对疾病,提供情感上的支持和安慰。

(2)管理压力:家庭成员可以和癫痫患者一起学习如何管理压力,通过健康的生活方式、放松技巧和情绪调节来减轻压力。

(3)家庭安全:家庭成员可以采取一些措施来确保癫痫患者的安全,例如清除家中尖锐的物品等。

(4)教育和宣传:家庭成员可以帮助科普关于癫痫的知识,消除周围人士对癫痫患者的歧视和误解。

(四)经济压力

癫痫患者可能需要长期接受治疗,如规律服药、定期检查等,这会给家庭经济带来负担。

(五)社会认知

社会上存在的误解和歧视常常会对癫痫患者的婚姻产生负面影响。目前,尚未有科学研究表明癫痫患者不能结婚[1]。有学者曾报道过癫痫患者不宜结婚,尤其在一些落后地区,这种观念较为普遍。然而,对于癫痫患者而言,只要男女双方愿意且符合婚配条件,应该鼓励他们结婚,并建立稳定的家庭生活。同时,婚后生育的子女也应当受到法律保护[2]。

总之,妥善解决癫痫患者的上述社会问题,需要个人、家庭,以及医疗、教育、福利等机构多措并举[1]。社会应该提倡对癫痫患者的尊重和支持,帮助他们融入社会,实现平等、公正、和谐与全面的发展。

参考文献:

[1]李静,黄昭明.癫痫的社会问题与策略[J].临床和实验医学杂志,2006(6):745-746.

[2]高雪娟,丛圆圆,邹飒枫,等.癫痫的社会问题[J].国际神经病学神经外科学杂志,2006(5):414-416.

[3]陈秀萍,李冬平,邹飒枫.癫痫疾病患者遭受社会歧视的现状及其原因与对策分析[J].实用预防医学,2010,17(12):2541-2543.

第五章　宁夏癫痫防治管理项目

一、项目简介

癫痫是以反复多次癫痫发作为特征的慢性神经系统疾病,可在任一年龄段发病,青少年和老年常易罹患。癫痫使躯体疾病和精神疾病的发病率增高,加大了医疗负担和经济负担。无论是在发达国家还是发展中国家,癫痫都是一个重要的公共卫生问题。2010年,Ngugi A K等学者研究发现,全球约有7000万癫痫患者,其中80%~90%的患者在发展中国家和欠发达国家,特别是贫困的农村地区[1]。2014年,癫痫流行病学研究指出,癫痫人群年发病率为50~122/10万,患病率为5‰~8‰,我国癫痫患者约1000万人[2],全国每年新发癫痫患者65万~70万人。活动性癫痫患者面临着一系列社会问题和心理问题,包括受教育程度普遍较低,婚姻状况较差,与健康人相比收入较低、生活质量较差。

1997年,为减轻癫痫带来的疾病负担、缩小发展中国家和发达国家的治疗差距,世界卫生组织、国际抗癫痫联盟和国际癫痫局联合发起了全球抗癫痫运动。1999年,世界卫生组织总部项目官员和中国抗癫痫协会代表及我国有关专家讨论并制订了中国农村地区癫痫防治管理示范项目方案,启动示范项目,利用我国现有的初级卫生保健系统,对基层医生进行培训,由他们按照规定方案管理癫痫患者,以达到控制和改善惊厥性癫痫患者病情的目的。

2000年,宁夏利通区、青铜峡市成为我国最早抽样调查的5个调查点之二,为该项目在全国的推广提供了参考依据。2005年,国家卫生部将中国农村癫痫防治管理项目纳入中央对地方转移支付经费资助项目,宁夏贺兰县、灵武市、永宁县、平罗县、惠农区、原州区6个县(市、区)正式加入中国农村癫痫防治管理项目。随后宁夏癫痫防治管理项目覆盖范围逐年扩大,2013年起,该项目由17个县(市、区)扩大至22个县(市、区)及宁东地区,被纳入宁夏基本公共卫生服务项目,截至2022年,该项目在全区396个乡镇卫生院/社区卫生服务中心(站)开展,覆盖人口达725万。

经过前期不断探索,宁夏癫痫防治管理项目已经形成了比较成熟的组织管理模式,在宁夏卫生健康委员会的统一领导下,由宁夏疾病预防控制中心负责组织实施、宁夏医科大学总医院负责诊疗技术培训指导,各市、县(区)在当地卫生健康委(局)的领导下,疾控中心和综合医院(癫痫门诊)相互配合,基层医疗卫生机构责任医师负责具体实施,共同开展癫痫患者筛查、诊断复核、治疗(苯巴比妥和丙戊酸钠)及随访管理、化验检查等服务。

二、内容与方法

(一)全身强直-阵挛性癫痫患者的筛查和入组

全身强直-阵挛性(惊厥性)癫痫患者来自定居在所选地区的常住人口。由经过培训的乡镇卫生院/社区卫生服务中心(站)责任医师通过线索调查的方法,对已确诊或疑似惊厥性癫痫的患者进行初筛,填写全身强直-阵挛性癫痫患者筛查表,由县级综合医院(癫痫门诊)神经科医师对初筛疑似病例进行诊断复核,并决定该患者是否进入治疗管理组。

1. 全身强直-阵挛性癫痫发作的诊断标准

(1)意识丧失(持续时间一般小于5分钟);

（2）四肢僵硬；

（3）全身强直和（或）阵挛；

（4）尿、便失禁；

（5）咬破舌头或摔伤；

（6）发作后疲劳、嗜睡、头痛、肌肉疼痛。

患者具备前三条标准中的两条和后三条标准中的一条，可确定为惊厥性癫痫发作。

2.入选和排除标准

（1）入选标准：

①调查前12个月内，已经明确诊断为癫痫者，至少有过一次全面性强直-阵挛发作（包括部分性发作继发全面性强直-阵挛发作）；

②患者及其监护人同意进行治疗并与负责治疗和随访的乡镇卫生院/社区卫生服务中心（站）签订知情同意书。

（2）排除标准：

①仅在妊娠期发作；

②发作仅与酒精或药物减量有关；

③患者年龄小于6周岁；

④有多动症病史；

⑤对苯巴比妥（或扑痫酮）有过敏史；

⑥患有确诊的脑肿瘤、颅内炎症等进行性神经系统疾病；

⑦伴有严重心、肝、肾疾病；

⑧有过一次（或以上）癫痫持续状态史；

⑨伴有重性精神病。

符合上述入选标准（也不在排除标准之列）并愿意参加的患者可以

入组进行治疗。伴有其他疾病或者有活动性癫痫,但不符合入选标准者,也应当考虑给予抗癫痫治疗。必要时可以请当地神经科专家会诊,确定治疗方案。各地可以根据实际情况制定这类患者的治疗和管理方法。

(二)苯巴比妥治疗管理方案

1.基本原则

苯巴比妥每日一片(每片30 mg),建议患者每晚睡前一次性服用。

苯巴比妥在体内半衰期较长,连续服药14~21天,才能达到稳态血药浓度。因此,如果在此期间仍有发作,并不代表治疗失败。

治疗应从小剂量开始,缓慢增加剂量,最后达到最适剂量。

治疗过程中患者如仍有发作,只要患者未出现不良反应,仍可按后述使用方法逐渐增加剂量,首次剂量、维持剂量和最大剂量参考表5-2-1。

表5-2-1　苯巴比妥给药参考剂量

年龄、体重	首次剂量	维持剂量	最大剂量
2~5岁,<15 kg	15 mg	30 mg	60 mg
6~10岁,15~20 kg	30 mg	60 mg	75 mg
11~15岁,21~30 kg	60 mg	75 mg	90 mg
>15岁,>30 kg	60 mg	90~120 mg	180~210 mg

当患者由于各种特殊原因要求停止治疗时,应该缓慢减少剂量(特殊情况如过敏则应立即停药并及时就诊),最好每月减少30 mg。

2.成人(15岁以上,体重超过30 kg)苯巴比妥使用方法

(1)开始时每晚睡前服药2片(60 mg),此剂量持续使用2周。

(2)2周后第一次随访时如仍有发作(≥1次),剂量增至3片(90 mg);

如无发作,维持原剂量不变。

(3)观察4周,如果仍没有发作,维持此剂量。

(4)如果患者在2~4周又有发作(≥1次),剂量增至4片(120 mg)。

(5)以后每次随访时如患者没有发作,继续维持此剂量。

(6)随访时若仍有发作(≥1次),剂量增加1片(30 mg)。

(7)成人最大剂量可增至每晚服用7片(210 mg)。

(8)如果仍有发作,按以下逐条检查,处理。

①检查患者体重,重新按每日每公斤体重3 mg计算方法增加剂量;

②密切观察患者有无不良反应,若患者无不良反应,剂量可以增至7片(210 mg);

③检查患者服药的依从性;

④如果患者依从性差,按后面的办法劝说患者增强依从性。

(9)原则上成人最大剂量不要超过(每晚服用)210 mg,如仍然不能控制发作,可以根据患者情况酌情增加第二种药物。必须密切观察病情,注意患者有无不良反应;有条件的地方可以检测血药浓度。

3.15岁及以下儿童(体重低于30 kg)苯巴比妥使用方法

(1)首次剂量按年龄确定,开始时多数儿童每晚睡前服用30~60 mg(每日每公斤体重2 mg)。

(2)2周后第一次随访时如无发作,剂量不变;如有发作,剂量增至每日每公斤体重3 mg。大多数患儿服药2片到2.5片(60~75 mg)。

(3)如果患儿2~4周没有发作,维持此剂量。

(4)若患儿在2~4周仍有发作(≥1次),剂量增至每日每公斤体重4 mg。

(5)以后每次随访时患儿如没有发作,仍维持此剂量。

(6)随访时如果有发作(≥1次),按以下逐条检查,处理。

①患儿如无不良反应,剂量可以增至每日每公斤体重5 mg,密切观察患儿有无不良反应;

②检查患儿服药的依从性;

③如果患儿依从性差,按后面的办法劝说患儿及其监护人增强依从性。

原则上儿童最大剂量不要超过每日每公斤体重5 mg,如仍然不能控制发作,可以根据患儿情况如体重、有无不良反应以及耐受性等再增加一次剂量。必须密切观察病情,注意患儿有无不良反应,有条件的地方可以检测血药浓度。

4.每次随访应发给患者的药片数

按以下方法计算下次患者就诊前给患者的药片数:

(1)计算每日药片数,如每天服90 mg,即每天3片。

(2)为了保证患者不断药,每次需多给几天的药量。

例如:如果患者2周(14天)后来复诊,所需药片数为:(14+4)×3=54(片);如果患者是4周(28天)后来复诊,所需药片数为:(28+4)×3=96(片)。

5.检查患者是否遵医嘱服药

复诊时要求患者将药瓶带来,检查剩余的药片数,估计遵医嘱程度。如果所剩药片数正好是应剩余的药片数,表示患者遵从医嘱服药;如果所剩药片数多于或少于应剩余的药片数,表明患者少服或多服了药片。出现这种不遵从医嘱服药的情况时,医生应耐心地劝告说服,说明其危害性。

6.苯巴比妥的不良反应

有些患者服用苯巴比妥治疗可能会出现一些不良反应,通常仅在治疗开始阶段出现,随后这些不良反应一般会逐渐减轻或消失,患者继续服用苯巴比妥不会有明显不适。因此,如果患者开始服用苯巴比妥有些不适反应,应该鼓励患者继续坚持服药,而不要轻易停药。苯巴比妥是一种比较安全的药物,但治疗医生应该了解苯巴比妥可能引起的不良反应,以便及时给予患者适当的处置。苯巴比妥可能引起的不良反应简介如下。

(1)困倦、嗜睡(包括无精打采、懒散):困倦、嗜睡是苯巴比妥最常见的不良反应,特别是在开始服用该药时,20%~30%的患者会有困倦、嗜睡的感觉。医生在开始治疗前应了解患者的睡眠情况,如通常每天能睡几个小时、是否有午睡习惯以及早上醒后是否有困倦感。这样医生才能比较好地去评估苯巴比妥对患者的影响。

轻度:患者醒后感到困乏,但在日常生活和工作中并无困倦感。晚上服药后很困,想睡。服药并不影响患者的日常生活和工作。

中度:患者要求午睡。有时难以保持清醒状态工作数小时,对患者的生活和工作有轻度影响。

重度:患者难以保持清醒状态,工作时发困,对日常生活和工作有明显影响。

(2)头晕、头痛:少数患者服用苯巴比妥后感到头晕或者头痛,医生应该询问患者是否有其他原因引起头晕、头痛,如感冒、失眠等。在排除其他原因后才能认为是苯巴比妥引起的不良反应。

轻度:头晕、头痛对日常生活和工作没有明显影响。

中度:头晕、头痛对日常生活和工作有轻度影响,但患者仍能坚持工作、学习。

重度:头晕、头痛较重,明显影响患者的日常生活和工作。

(3)共济失调:苯巴比妥能引起运动障碍或共济失调。使用苯巴比妥前医生要了解患者手的活动是否灵活、走路是否平稳,以便与服用苯巴比妥后进行比较。

轻度:患者能够足跟触足尖在一条线上行走,但转圈有一点困难;患者能用食指去触摸自己的鼻子,可以看到轻微的颤动;手能握住杯子,但有一点颤动。

中度:患者足跟触足尖在一条线上行走很不平稳,会摔倒;患者行走缓慢,呈大步态;患者用食指触摸自己的鼻子有困难,可以看到明显的颤动;患者需要用双手去拿杯子。

重度:患者不能在一条线上行走,在直线上行走需要别人帮助,如患者单独行走会摔倒;患者不能用食指去触摸自己的鼻子,可以看到明显的颤动;拿杯子时,杯子里的水会溢出。

(4)多动:苯巴比妥能引起多动、不安定,特别是一些儿童,服用苯巴比妥可以引起多动症。医生应该询问家长,孩子在家、在学校玩或者吃东西时行为与过去有什么不同。

轻度:患儿比同龄儿童活动明显增多,只能安静几分钟,但要求患儿安静时还能安静下来。

中度:患儿在家中跑来跑去,爬上爬下,拿他所能拿到的任何东西;患儿不能完成学校的作业,难以听从指挥。

重度:患儿不能集中精神去做指定的事;患儿的活动没有连续性,全然不能听从任何指挥。

(5)过敏反应和皮疹:苯巴比妥引起的过敏反应较少,以皮肤损伤为主,如皮肤瘙痒、皮疹,很少看到水泡。其他过敏反应如药物热、粒细胞减少、贫血、休克等均极少见。曾有苯巴比妥引起剥脱性皮炎的报道。所以,为防止出现严重过敏反应,如果患者出现与服用苯巴比妥有关的皮疹,无论是否严重均应立即停药。

轻度：患者仅感皮肤瘙痒，未发现皮疹。

中度：出现少量皮疹。

重度：皮疹比较多，或出现水泡。

(6)消化系统反应：少数患者服用苯巴比妥后有消化系统反应，包括恶心、呕吐、腹泻。应该与其他原因(如胃肠炎等)引起的消化系统症状鉴别。按患者耐受情况(患者主观感觉)分为轻度、中度和重度。

(7)抑郁、焦虑或过度兴奋：苯巴比妥对中枢神经系统有比较全面的抑制作用，少数患者服用后可能出现抑郁、焦虑。但是也有少数患者服用苯巴比妥后会出现相反的副作用——过度兴奋，多动，易激惹，情绪不稳定，甚至出现攻击行为。按患者自身感受和对日常生活、工作的影响程度分为轻度、中度和重度。

(8)其他不良反应：除上述几种类型的不良反应外，患者如出现其他不良反应，也应记录到随访表中。

7.对苯巴比妥不良反应的处理

(1)轻度者。

①继续服药(出现过敏反应时无论轻重均应立即停药)。

②继续有规律地随访检查。

③如果需要(如患者仍有发作)，可以增加苯巴比妥剂量。

(2)中度者。

①检查患者有没有情绪紧张问题。

②检查患者有没有引起这些症状的其他疾病。

③再随访患者两周。

④继续服用同样剂量的苯巴比妥。

⑤如果随访后患者仍有前述问题，请上级医师会诊。(随访中如果患

者症状加重,应立即请上级医师会诊)

(3)重度者。

检查患者出现的症状是否有其他原因、患者有无其他并发症,填写会诊单将患者送到最近的医院。建议先不要停药,待会诊后做出决定。

(三)丙戊酸治疗管理方案

丙戊酸是一种广谱抗癫痫发作药物,对全身强直-阵挛性发作,特别是原发性全身性癫痫疗效最佳,也是失神发作和肌阵挛发作的首选药,对部分性发作,无论是复杂部分性发作还是单纯部分性发作继发全身性发作都有明显疗效。丙戊酸属一级线性药代动力学药物,理论上血药浓度与剂量成正比。丙戊酸的有效血药浓度范围较宽,常规剂量发生毒性反应的患者很少,是比较容易掌握的常用抗癫痫发作药物。国产丙戊酸价格合理,农村患者一般可以承受。

根据《2009年中央补助地方公共卫生专项资金疾病预防控制项目管理方案》(卫办疾控发〔2009〕224号)文件,2010年开始,为不适合苯巴比妥治疗或苯巴比妥疗效不佳的患者免费提供丙戊酸钠治疗并承担必要的肝功能、血常规等检查费用;其后,为进一步提高疗效,要求接受丙戊酸钠治疗的患者逐步达到入组治疗管理癫痫患者总数的30%。

1.入选和排除标准

(1)入选标准:

①经县级医院神经科负责医师确定不适合用苯巴比妥治疗,如对苯巴比妥有较为严重的不良反应或苯巴比妥剂量已达手册规定的上限(成人每日用量达210 mg,儿童每日用量达5 mg/每公斤体重),但发作仍未得到有效控制者;或神经科医师通过询问病史,认为该患者适合丙戊酸钠治疗。

②患者及其家属知情同意。

（2）排除标准：

①有药物性黄疸个人史或家族史，有肝病或明显肝功能损害。

②同时患有血液病或严重心、肾功能损害。

③对丙戊酸类抗癫痫发作药物有过敏史。

④年龄小于6岁。

⑤同时存在进行性神经系统疾病（如脑肿瘤、颅内炎症等）。

⑥备孕期或孕期女性。

⑦伴有重性精神病。

2.入组患者的治疗

（1）使用方法。

遵照《临床诊疗指南：癫痫病分册》和丙戊酸钠药物使用说明书执行，具体方法如下。

①成人常用量：每日600~1200 mg；开始治疗时每日600 mg，分2~3次服用。如无发作，维持此剂量；如仍有发作，继续增加剂量，每次增加200 mg，直至能控制发作。每日总量不超过1600 mg或每次最大剂量不超过30 mg/kg。

②儿童常用量：开始治疗时每日20 mg/kg，分2~3次服用。如无发作，维持此剂量；如仍有发作，继续增加剂量，每周增加5~10 mg/kg，直至能控制发作。每次最大剂量不超过30 mg/kg或每日总量不超过1000 mg。

（2）不良反应。

①常见不良反应包括恶心、呕吐、腹泻、消化不良、胃肠道痉挛、便秘。

②神经系统不良反应包括困倦、疲乏、头痛、头晕、共济失调、轻微震颤、异常兴奋、烦躁不安等。

③对少数患者可能影响肝功能,导致氨基转移酶升高;长期服用,偶见胰腺炎甚至引起急性肝坏死。

④可引起血小板减少性紫癜,出凝血时间延长。

⑤可能引起体重增加。

⑥偶有过敏。

⑦可引起月经周期改变和短暂的脱发。

⑧偶有听力下降和可逆性听力损伤。

(3)出现下列一种或多种情况时应停用丙戊酸钠。

①肝功能受损,血清转氨酶轻度增高可继续服药,2~4周后复查。如增高超过正常范围上限一倍,则应终止丙戊酸钠治疗。

②服药后出现过敏反应。

③患者或监护人不同意继续治疗。

④患者治疗过程中无故不参加随诊或连续3次随诊依从性不好。

⑤患者对丙戊酸钠有较严重的不良反应。

(4)对依从性不好患者的处理办法:

①反复强调遵照医嘱服药的重要性。

②说服家庭成员提醒患者按时服药。

③如果患者没有服药或者对临床随诊不重视,应该分析患者依从性不好或引起治疗失败的原因。

④每次随诊应该告诉患者下次复诊的时间,如果下次不能按时来复诊,与患者协商在另一个适宜时间来复诊。

3.入组患者的管理

(1)确定治疗管理病例:县级医院负责医师根据本项目规定的患者入选标准和排除标准给予明确诊断,并分别由乡镇卫生院/社区卫生服务中心(站)医生填写全身强直-阵挛性癫痫患者筛查表,县级医院负责医师填写神经科医师复查诊断表。

(2)入组患者随诊:对接受丙戊酸钠治疗的患者,应及时评估治疗效果、调整药量。在开始治疗后第2周末、1个月末应各随诊1次,以后每月随诊1次。每次随诊负责医生应认真填写病例随访记录表。

县级医院癫痫专科医师可在开始阶段协助调整药量,乡镇卫生院/社区卫生服务中心(站)医生在随诊过程中如有问题,应及时与县级医院负责医生联系。

(3)肝功能检测:患者接受丙戊酸钠治疗1年内(含入组前)应接受4次免费肝功能(谷丙转氨酶)和血常规检测,分别为入组治疗前、服药第1个月末、服药第3个月末和服药第12个月末。以后每年复查1次。

(4)两种抗癫痫发作药物替换方法:按照首选单药治疗的原则,服用苯巴比妥效果不佳的患者,在确定换用丙戊酸钠治疗时不能突然停掉苯巴比妥,而应在逐渐增加丙戊酸钠药量,且发作控制后逐渐减少苯巴比妥的药量,直至完全停掉。若在减药过程中发作频繁,则应停止减药,可以同时使用上述两种抗癫痫发作药物进行联合治疗。换药或加药方法最好由县级医院负责医生确定用药方案后,由乡镇卫生院/社区卫生服务中心(站)医生具体协助管理。

如果没有明显副作用,不要轻易减少药量,若患者仍有发作,可继续增加药量。当服用一种抗癫痫发作药物的剂量已达到或接近规定的上限时,患者仍有发作,可增加服用第二种药物以提高疗效。

(四)入组患者的随访管理

1.病例随访记录表

对入组接受治疗的患者,为调整药量、评估副作用、检查患者的依从性和给患者发放药物,在开始治疗的前2个月,每2周随访1次,以后每4周随访1次。每次随访负责医师应认真填写病例随访记录表。病例随访记录表主要内容如下:

(1)上次随访时间:年、月、日都要填写清楚(首次发放药物此项可不填写)。

(2)上次给药剂量:指上次随访时给予的药物剂量,包括苯巴比妥和丙戊酸钠两种药物的剂量,按毫克计算。如患者用药剂量为90 mg,3个方格填写090;剂量为120 mg时填写120。

(3)本次给药剂量:指本次用药的剂量,包括苯巴比妥和丙戊酸钠两种药物的剂量,按毫克计算。

(4)近1个月内是否在同时服用其他抗癫痫发作药物:除苯巴比妥、丙戊酸钠以外的所有抗癫痫发作药物,写清药名和使用剂量。

(5)自上次随访后强直-阵挛发作:如有过发作($\geq$1次),填写发作次数,同时填入后面方格内。

(6)不良反应:按病例随访记录表中所列的不良反应逐条询问,根据不良反应程度,在对应栏目前的方格内写上相应的阿拉伯数字。如患者出现表中未列出的不良反应,可以记在其他一栏中。

(7)是否检查肝功能:结果是否正常要做记录。

(8)医生对不良反应的综合判断:医生要根据患者的回答对不良反应的程度按照手册标准做出综合判断,可选择无、轻度、中度、重度4档。此外,医生要对不良反应做出正确处理:1=维持原剂量继续观察;2=减少药量;3=停药;4=转上级医生会诊。

(9)医生对患者依从性的判断:主要根据患者是否按医嘱服药以及是否按时参加随访判断患者依从性。

①患者按时来复诊。即要求间隔2周来复诊的患者,能够在第14天来随访,要求间隔4周来复诊的患者,能够在第28天左右来随访。

②如果患者提前或错后时间来复诊,按以下步骤进行:

病例随访记录表上有每日服苯巴比妥药片数和上次随访时间,根据上次复诊到这次复诊间隔的天数可以算出应该吃掉的药片数和预计剩余药片数。

预计剩余药片数除以每天应服的药片数,得到剩余药片可服天数。

剩余药片可服天数多于或少于4天,表明患者少服或多服了药。2周内多服或少服1天以上(不含1天)药量,视为依从性不好;4周内多服或少服2天以上(不含2天)药量,视为依从性不好。

2.退组(或失访)癫痫患者登记表

退组(或失访)癫痫患者登记表首先应详细记录患者的基本信息,包括姓名、性别、年龄、身份证号、家庭住址以及病例编号等。重点记录入组日期、总共随访过多少次、退组(或失访)日期、退出治疗前正在吃哪种(哪几种)抗癫痫发作药物以及剂量。还要询问并记录患者是否仍有癫痫发作。最重要的是要按照表中给出的参考选项询问患者退组(或失访)的确切原因。

3.死亡癫痫患者登记表

死亡癫痫患者登记表应及时完成填写,要求最好在患者死亡后2周内完成家访(或电话随访)。详细记录患者的基本信息,包括姓名、性别、年龄、身份证号、住址以及病例编号等。询问并记录患者的入组日期、死亡日期、总共随访过多少次、死亡前正在吃哪种(哪几种)抗癫痫发作药物以及剂量、是否仍有强直-阵挛发作等。最重要的是按照表中给出的参考选项仔细询问导致死亡的原因。

患者来复诊时,随访医师要耐心聆听患者或家属的陈述和提出的问题,给患者简单明确、通俗易懂的解释。对填写的内容复核一遍后,随访医师签字,并填写随访日期。

4.患者对医嘱的依从性

抗癫痫治疗失败最常见的原因之一是患者的依从性不好,即患者不按医嘱服药。因此,当患者接受苯巴比妥或丙戊酸钠治疗后,依从性是随访的重要内容之一。

(1)依从性的评估。

依从性是指患者是否遵从医嘱服药,可按以下方法进行评估:

①询问患者是否每天吃了当天应吃的全部药片,忘记服药时,之后是否补服了一天的剂量。

②计算剩余药片数。

③患者是否每次按时参加复诊,面见随访医师。

④有条件时可以检测患者的血药浓度。

应培养患者定时服药的习惯,可采用简单的服药方法,如每晚餐后或睡前服药。这样家里其他人可以督促患者服药。

(2)强调遵从医嘱的重要性。

患者接受苯巴比妥或丙戊酸钠治疗后,为了增强患者的依从性,获得满意疗效,负责医师应该告诉患者按时服药的原因和重要性。不规律的治疗比不治疗可能会更糟糕,有时会引起撤药反应,导致发作加剧,甚至增加药物毒性。可以从以下几方面谈:

①强调癫痫发作不仅影响患者的正常生活和工作,还会给患者带来一定的危险性。

②让患者相信现行的治疗方案是有效且合理的。

③让患者了解治疗的目标是要将发作次数减少到最少或完全没有发作。

④让患者知道,服用苯巴比妥或丙戊酸钠后要经过一段时间,一般需要2~4周,血药浓度达到一定水平后,才会出现好的疗效。

⑤向患者和家属说明,药物的副作用是暂时的,与预期的效益相比是可以耐受的。

⑥向患者和家属说明,处方的剂量未经医师同意不能随意改动;突然中断治疗会引起严重的并发症。

⑦建议有条件的患者做病情和发作记录,为医师治疗提供依据。

(3)对依从性不好患者的处理办法。

①首先强调对患者的免费治疗方案是经国家项目组专家反复研究论证的,具有权威性。让患者了解国家项目的全国开展情况,使患者增强信心。

②反复强调遵照医嘱服药的重要性,说服家庭成员提醒患者服药。

③如果患者没有服药或者对临床随诊不重视,应该分析患者依从性不好或引起治疗失败的原因,如患者是否相信药物的疗效、患者对医师是否信任、患者对治疗是否有信心等。

④告诉患者癫痫发作可能带来的危险,如摔倒、头部外伤、烫伤、溺水等。告知患者只要规律地服药,就能避免这些严重的问题。

⑤每次随诊应该告诉患者下次复诊的时间,如果下次不能按时来复诊,与患者协商在另一个适宜时间来复诊。

⑥如果患者对目前的治疗效果不满意或存在其他情况,可提请省级专家会诊解决。

⑦如果所有的努力仍无法改变患者不遵从医嘱的状况,可以和上级

医生商量放弃管理这例患者。

（4）终止苯巴比妥或丙戊酸钠治疗的情况。

出现下列一种或多种情况的患者应该退出苯巴比妥或丙戊酸钠治疗管理：

①服药后出现苯巴比妥或丙戊酸钠过敏反应（皮疹），不论轻重都应立即停药，并及时就医。

②规范治疗后，患者病情无好转或恶化（发作次数增加50%以上或发生癫痫持续状态）。

③患者或监护人拒绝继续治疗。

④患者依从性不佳，经劝告后无效者。

⑤有进行性神经系统疾病（如脑肿瘤、颅内炎症等）。

⑥有严重心、肝、肾疾患。

⑦上级医生确定苯巴比妥或丙戊酸钠对患者有较严重（不能耐受）的副作用。

5.停药原则和注意事项

（1）停药时机、原则和禁忌证。

对服用苯巴比妥或丙戊酸钠已连续3年无发作的患者可以考虑试行减药或停药，但一定要非常慎重，最好到上级医院做长程脑电监测并在上级医生的指导下决定是否可以减药。一般认为，有下述因素之一者，即使已经连续3年没有发作，最好也不要停药：

①伴有神经功能缺损，如肢体瘫痪、脑瘫、精神发育迟滞等。

②有明确病因的迟发性癫痫。

③在缓解前有长期癫痫发作病史。

④具有多种癫痫发作类型。

⑤需要多种抗癫痫发作药物才能控制发作。

⑥脑电图仍有异常。

(2)停药方法。

停药应缓慢进行,可能需持续数月甚至1年。苯巴比妥减停药期间除了有再次发作的风险,还可能出现戒断综合征(焦虑、惊恐、不安、出汗等),所以停药过程应该缓慢。例如:苯巴比妥减停药按每月减半片(15 mg)为准。因此,服用3片(90 mg)苯巴比妥的患者需要6个月的减停药时间;服用4片(120 mg)苯巴比妥的患者需要8个月的减停药时间。建议有条件的地方在停药前给患者做一次脑电图检查。患者在减停药期间必须按时(每月1次)随诊面见医生,直至完全停止服用药物。

(3)减药或停药后复发的概率。

减药或停药后复发问题一直受到临床医师的关注。大量文献报道,减药或停药后复发的概率因患者的病情、发作类型、停止发作的时间以及随诊时间长短各不相同。复发率一般在30%左右,减停药早期特别是减药3~6个月复发率较高。绝大部分复发出现在开始减药的最初9个月内。

(4)减药或停药后复发的处理。

减药或停药的决定应与患者及家属认真协商,让患者和家属充分了解停药的过程、方法及其利弊,在征得同意后方可实施。如果减药过程中出现再次发作,应将苯巴比妥或丙戊酸钠加至原使用剂量继续维持治疗。需要强调的是,有不少癫痫患者需要终生服药控制发作。

(五)数据收集和数据录入

2013年至2020年资料录入采用国家癫痫防治管理项目办公室提供的EpiData 3.1软件;2021年1月起,全民健康保障信息化工程疾病预防控制信息系统上线运行,其中包括癫痫防治管理项目内容,主要包括管理的癫痫患者的基本信息、随访信息、退组信息、死亡信息等。项目工作用表采用国家癫痫防治管理项目办公室提供的全身强直-阵挛性癫痫患者筛查表、神经科医师复查诊断表、病例随访记录表、退组(或失访)癫痫患者登记表、死亡癫痫患者登记表。

人口死亡数据来源于中国疾病预防控制信息系统——人口死亡信息登记管理系统,收集2013年1月1日至2022年12月31日宁夏常住人口死亡信息,由各级医疗卫生机构填写《居民死亡医学证明(推断)书》,通过人口死亡信息登记管理系统进行网络报告。

(六)指标及统计方法

数据分析采用SPSS 21.0软件,计量资料采用($\bar{x}\pm s$)表示,计数资料采用率或百分比(%)表示,采用χ^2检验,检验水准α=0.05。

1.癫痫发作有效控制率

癫痫患者病情分为显效、有效、无效和恶化四类,癫痫发作有效控制患者指显效和有效者;治疗患者人数指接受项目免费药物(苯巴比妥或丙戊酸钠)治疗并随访管理的癫痫患者。

以发作次数为标准,患者服药剂量达到维持剂量后,将一年内发作次数与筛查表中近一年内发作次数比较,得出癫痫发作有效控制率。

显效:观察期内无发作或发作次数减少75%以上;

有效:发作次数减少74%~50%;

无效:发作次数没有减少或减少50%以下;

恶化:发作次数增加。

2.医生对苯巴比妥不良反应的综合判断

医生根据每种不良反应的有无和程度来判断苯巴比妥或丙戊酸钠

对患者产生的总的不良反应程度,具体可以分为以下几种:

(1)无不良反应:无任何不良反应或仅有一项轻度不良反应。

(2)轻度:有两项以上(包括两项)轻度不良反应,或一项中度不良反应。

(3)中度:有两项以上(包括两项)中度不良反应。

(4)重度:至少有一项重度不良反应或三项以上(包括三项)中度不良反应。

3.死亡相关信息统计方法

按照《疾病和有关健康问题的国际统计分类》(第十次修订本)(ICD-10)对死因进行分类,其中,神经系统疾病的编码范围为G00~G99,癫痫的编码范围为G40~G41,阿尔茨海默病的编码范围为G30~G31,帕金森病的编码范围为G20~G21。以2010年全国人口作为标准人口,采用Excel 2010对原始死因数据进行整理和计算。

癫痫病死率=某时期内癫痫死亡人数/同期患癫痫的人数×100%。

死亡标化比=实际死亡数/预期死亡数×100%。

死因构成比=某类死因的死亡数/总死亡数×100%。

三、质量控制

(一)项目工作质量评估

根据国家卫生健康委员会的要求和农村癫痫防治管理项目专家组意见,进一步加强项目的各级检查和质量控制工作。

省级质量控制组项目管理人员和专家对所有项目县每年至少检查质量控制1次,市级质量控制人员对所有项目县每年至少检查质量控制2次,县级质量控制人员对每个乡镇/社区每年至少检查质量控制2次。

各项目市、县根据项目年度任务要求、所辖地区项目实施过程中存在的主要问题等制订质量控制计划,包括参与质量控制的人员名单、质量控制时间、程序和内容等,要按照国家癫痫防治管理项目办公室统一要求执行,记录完整。主要检查内容包括该县项目组织管理、财务管理、治疗管理癫痫患者是否达标以及随访记录情况;此外,还应了解基层医生培训、患者和家属培训教育、大众宣传教育等。质量控制过程中应协助解决所发现的问题,确保项目能够顺利、高效、有序地进行。

(二)数据收集和录入过程中的质量控制

1.市、县级项目办公室每个月都应通过本级管理用户对各乡镇/社区的网报数据进行核查

(1)核对乡镇/社区医生每季度网络填报的入组和随访人数以及退组和死亡人数是否与纸质版调查表人数一致。如果不一致,请乡镇/社区医生及时核实补充。

(2)对网报平台的数据库进行录入质量核查。市、县级项目办公室首先应核查县编号是否正确,各乡镇编号的录入是否有误或缺失,病例编号是否缺失,然后对每张调查表需要重点核对的字段逐一进行核查。必须保证这些字段录入符合操作手册要求,以保证必要的信息完整,该填的项目没有缺项,也没有重复记录。

2.省级项目办公室每3个月应通过省级管理用户对各市、县(区)的网报数据进行核查

(1)核对各县级项目办公室每季度网络填报的入组和随访人数以及退组和死亡人数是否与报表上报人数一致。如果不一致,请乡镇/社区医生再核实补充。

(2)对网报平台的数据库进行录入质量核查。核查方法同上,必须按国家癫痫防治管理项目办公室提供的"需要核查字段"逐一进行核查。

(3)定期对纸质版调查表进行抽样核查,核查内容主要为填报时间是否及时、信息是否准确、是否存在漏填漏报现象等。

(三)人口死亡信息登记管理系统数据质量控制

按照国家统一的死因登记要求,死亡卡由各级各类医疗卫生机构负责填写和网络报告,由县级疾病预防控制中心死因监测岗位工作人员进行审核,确保根本死因及ICD编码的质量。县、市、自治区三级工作人员组织开展现场质量控制。2020年以前,每3年开展一次死因漏报调查,2021年开始,每年开展一次死因漏报调查。每年开展死因监测培训工作,对死亡卡填写及根本死因判定进行逐级培训,提高数据报告质量。

将2013年1月1日至2022年12月31日宁夏常住人口死亡个案信息导出并整合,采用R4.2.1软件剔除重复死亡个案信息,对姓名和身份证号重复的死亡个案仅保留一条。

四、管理癫痫患者的基本信息

(一)一般人口学特征

2022年,宁夏管理癫痫患者6409例,其中男性占60.2%,女性占39.8%;年龄平均为(43.0±16.9)岁,其中15~44岁占48.7%,45~64岁占35.7%,65岁以上占11.6%;小学占34.0%,初中占27.9%,文盲或半文盲占27.6%;农民占66.0%,下岗或无业占13.9%,其他占9.3%(表5-4-1)。

(二)地区分布

中南部县(区)占39.6%,沿黄县(市)占33.8%,沿黄市辖区占26.6%(表5-4-2)。

(三)诊疗情况

苯巴比妥治疗组占54.2%,丙戊酸钠治疗组占23.2%,苯巴比妥+丙戊酸钠(后简称苯+丙)联合治疗组占22.6%;病程20年以上占45.3%,

表 5-4-1 宁夏管理癫痫患者一般人口学特征

类别	分类	例数/人	构成比/%
性别	男性	3859	60.2
	女性	2550	39.8
年龄	14岁以下	259	4.0
	15~44岁	3118	48.7
	45~64岁	2289	35.7
	65岁以上	743	11.6
文化程度	小学	2181	34.0
	初中	1784	27.9
	文盲或半文盲	1771	27.6
	高中或中专	404	6.3
	不详	136	2.1
	大专及以上	133	2.1
职业	农民	4229	66.0
	下岗或无业	889	13.9
	其他	598	9.3
	在校学生	305	4.7
	退休	164	2.6
	在岗工人	113	1.8
	不详	77	1.2
	专业技术人员	34	0.5

表5-4-2　宁夏管理癫痫患者地区分布

地区	县(市、区)	例数/人	构成比/%
沿黄市辖区	兴庆区	113	1.7
	西夏区	101	1.5
	金凤区	110	1.7
	大武口区	234	3.7
	惠农区	229	3.6
	利通区	402	6.3
	沙坡头区	516	8.1
	小计	1705	26.6
沿黄县(市)	贺兰县	264	4.1
	永宁县	258	4.0
	灵武市	343	5.4
	平罗县	544	8.5
	青铜峡市	352	5.5
	中宁县	403	6.3
	小计	2164	33.8
中南部县(区)	同心县	416	6.5
	盐池县	134	2.1
	红寺堡区	167	2.6
	原州区	467	7.3
	西吉县	358	5.6
	隆德县	152	2.4
	彭阳县	216	3.3
	泾源县	122	1.9
	海原县	508	7.9
	小计	2540	39.6

10~19年占31.6%，5~9年占15.1%；入组时间5~9年占32.8%，10年以上占25.0%，1~2年占19.0%（表5-4-3）。

表5-4-3　宁夏管理癫痫患者诊疗情况

类别	分类	例数/人	构成比/%
治疗组	苯巴比妥治疗	3473	54.2
	丙戊酸钠治疗	1487	23.2
	苯+丙联合治疗	1449	22.6
病程	0~4年	514	8.0
	5~9年	970	15.1
	10~19年	2025	31.6
	20年以上	2900	45.3
入组时间	0~5个月	225	3.5
	6~11个月	263	4.1
	1~2年	1219	19.0
	3~4年	998	15.6
	5~9年	2100	32.8
	10年以上	1604	25.0

五、管理癫痫患者的治疗效果

（一）不同性别与治疗效果

管理癫痫患者癫痫发作有效控制率[癫痫发作有效控制率=（无发作+显效+有效）患者人数/管理患者人数×100%]为77.1%，其中男性为76.6%，女性为78.0%，不同性别治疗效果差异无统计学意义（$P>0.05$）（表5-5-1）。

表 5-5-1　宁夏管理癫痫患者不同性别的治疗效果

治疗效果	男性		女性		合计	
	例数/人	构成比/%	例数/人	构成比/%	例数/人	构成比/%
无发作	1951	50.6	1335	52.4	3286	51.3
显效	662	17.1	451	17.7	1113	17.4
有效	343	8.9	202	7.9	545	8.5
无效	442	11.5	289	11.3	731	11.4
恶化	461	11.9	273	10.7	734	11.4
合计	3859	100.0	2550	100.0	6409	100.0

(二) 不同年龄组与治疗效果

65岁以上患者癫痫发作有效控制率为80.2%，45~64岁为78.8%，14岁以下为76.4%，15~44岁为75.3%，不同年龄组治疗效果差异具有统计学意义（$P<0.01$）（表5-5-2）。

表 5-5-2　宁夏管理癫痫患者不同年龄组的治疗效果

治疗效果	14岁以下		15~44岁		45~64岁		65岁以上	
	例数/人	构成比/%	例数/人	构成比/%	例数/人	构成比/%	例数/人	构成比/%
无发作	146	56.4	1468	47.1	1231	53.8	441	59.4
显效	33	12.7	588	18.9	387	16.9	105	14.1
有效	19	7.3	291	9.3	185	8.1	50	6.7
无效	26	10.1	382	12.2	246	10.7	77	10.4
恶化	35	13.5	389	12.5	240	10.5	70	9.4
合计	259	100.0	3118	100.0	2289	100.0	743	100.0

(三)不同治疗组与治疗效果

苯巴比妥治疗组癫痫发作有效控制率为78.3%,丙戊酸钠治疗组为76.7%,苯+丙联合治疗组为74.7%,不同治疗组治疗效果差异具有统计学意义($P<0.01$)(表5-5-3)。

表5-5-3　宁夏管理癫痫患者不同治疗组的治疗效果

治疗效果	苯巴比妥治疗		丙戊酸钠治疗		苯+丙联合治疗	
	例数/人	构成比/%	例数/人	构成比/%	例数/人	构成比/%
无发作	1894	54.5	774	52.1	618	42.6
显效	574	16.5	227	15.3	312	21.5
有效	253	7.3	139	9.3	153	10.6
无效	380	11.0	169	11.3	182	12.6
恶化	372	10.7	178	12.0	184	12.7
合计	3473	100.0	1487	100.0	1449	100.0

(四)不同病程与治疗效果

病程0~4年患者癫痫发作有效控制率为73.9%,5~9年为74.6%,10~19年为76.9%,20年以上为78.7%,不同病程治疗效果差异具有统计学意义($P<0.05$)(表5-5-4)。

表5-5-4　宁夏管理癫痫患者不同病程的治疗效果

治疗效果	0~4年		5~9年		10~19年		20年以上	
	例数/人	构成比/%	例数/人	构成比/%	例数/人	构成比/%	例数/人	构成比/%
无发作	269	52.4	495	51.0	1030	50.9	1492	51.4
显效	66	12.8	153	15.8	352	17.4	542	18.7
有效	45	8.8	76	7.8	175	8.6	249	8.6

续表

治疗效果	0~4年		5~9年		10~19年		20年以上	
	例数/人	构成比/%	例数/人	构成比/%	例数/人	构成比/%	例数/人	构成比/%
无效	66	12.8	125	12.9	216	10.7	324	11.2
恶化	68	13.2	121	12.5	252	12.4	293	10.1
合计	514	100.0	970	100.0	2025	100.0	2900	100.0

(五)不同入组时间与治疗效果

入组时间0~5个月患者癫痫发作有效控制率为72.0%,6~11个月为73.4%,1~2年为75.7%,3~4年为76.7%,5~9年为75.6%,10年以上为81.9%,不同入组时间治疗效果差异具有统计学意义($P<0.01$)(表5-5-5)。

表5-5-5　宁夏管理癫痫患者不同入组时间的治疗效果

治疗效果	0~5个月		6~11个月		1~2年		3~4年		5~9年		10年以上	
	例数/人	构成比/%	例数/人	构成比/%	例数/人	构成比/%	例数/人	构成比/%	例数/人	构成比/%	例数/人	构成比/%
无发作	142	63.1	130	49.4	619	50.8	496	49.7	1027	48.9	872	54.4
显效	17	7.6	31	11.8	194	15.9	174	17.5	381	18.1	316	19.7
有效	3	1.3	32	12.2	110	9.0	95	9.5	179	8.5	126	7.8
无效	27	12.0	34	12.9	140	11.5	120	12.0	251	12.0	159	9.9
恶化	36	16.0	36	13.7	156	12.8	113	11.3	262	12.5	131	8.2
合计	225	100.0	263	100.0	1219	100.0	998	100.0	2100	100.0	1604	100.0

六、管理癫痫患者的不良反应发生情况

(一)不良反应发生率

管理癫痫患者不良反应发生率为21.3%;其中男性为21.5%,女性为20.9%;年龄15~44岁为21.9%,45~64岁为21.4%,64岁以上为20.6%,14岁以下为14.7%;苯+丙联合治疗组为23.6%,丙戊酸钠治疗组为20.7%,苯巴比妥治疗组为20.5%(表5-6-1)。

表5-6-1　宁夏管理癫痫患者不良反应发生率

类别	分类	无不良反应		有不良反应					
				轻度		中度		重度	
		例数/人	构成比/%	例数/人	构成比/%	例数/人	构成比/%	例数/人	构成比/%
性别	男性	3030	78.5	796	20.6	24	0.6	9	0.3
	女性	2017	79.1	517	20.3	12	0.5	4	0.1
年龄	14岁以下	221	85.3	37	14.3	1	0.4	0	0
	15~44岁	2436	78.1	665	21.3	11	0.4	6	0.2
	45~64岁	1800	78.6	468	20.4	15	0.7	6	0.3
	64岁以上	590	79.4	143	19.2	9	1.2	1	0.2
治疗组	苯巴比妥治疗	2761	79.5	685	19.7	20	0.6	7	0.2
	丙戊酸钠治疗	1179	79.3	295	19.8	10	0.7	3	0.2
	苯+丙联合治疗	1107	76.4	333	23.0	6	0.4	3	0.2

(二)不良反应分类

管理癫痫患者居前三位的不良反应分别为:困倦或疲乏(31.9%),头晕(18.0%),头痛(16.9%)。

1.不同性别不良反应分类

男性居前三位的不良反应分别为：困倦或疲乏（32.1%），头晕（18.1%），头痛（16.8%）；女性居前三位的不良反应分别为：困倦或疲乏（31.8%），头晕（17.9%），头痛（17.1%）（表5-6-2）。

表5-6-2　宁夏管理癫痫患者不同性别的不良反应发生率

不良反应	男性		女性		合计	
	例数/人	构成比/%	例数/人	构成比/%	例数/人	构成比/%
困倦或疲乏	1237	32.1	810	31.8	2047	31.9
头晕	699	18.1	456	17.9	1155	18.0
头痛	647	16.8	437	17.1	1084	16.9
消化不良	385	10.0	230	9.0	615	9.6
便秘	327	8.5	208	8.2	535	8.3
恶心或呕吐	292	7.6	185	7.3	477	7.4
体重增加	235	6.1	158	6.2	393	6.1
共济失调	225	5.8	121	4.7	346	5.4
腹泻	174	4.5	98	3.8	272	4.2
皮疹	102	2.6	72	2.8	174	2.7

2.不同年龄不良反应分类

14岁以下居前三位的不良反应分别为：困倦或疲乏（28.6%），头痛（14.3%），头晕（12.4%）；15~44岁分别为：困倦或疲乏（33.5%），头晕（18.0%），头痛（17.2%）；45~64岁分别为：困倦或疲乏（31.1%），头晕（18.3%），头痛（16.9%）；65岁以上分别为：困倦或疲乏（29.2%），头晕（19.2%），头痛（16.7%）（表5-6-3）。

表5-6-3　宁夏管理癫痫患者不同年龄组的不良反应发生率

不良反应	14岁以下		15~44岁		45~64岁		65岁以上	
	例数/人	构成比/%	例数/人	构成比/%	例数/人	构成比/%	例数/人	构成比/%
困倦或疲乏	74	28.6	1045	33.5	711	31.1	217	29.2
头晕	32	12.4	562	18.0	418	18.3	143	19.2
头痛	37	14.3	536	17.2	387	16.9	124	16.7
消化不良	23	8.9	297	9.5	230	10.0	65	8.7
便秘	21	8.1	245	7.9	193	8.4	76	10.2
恶心或呕吐	13	5.0	237	7.6	173	7.6	54	7.3
体重增加	17	6.6	206	6.6	135	5.9	35	4.7
共济失调	12	4.6	171	5.5	122	5.3	41	5.5
腹泻	12	4.6	127	4.1	102	4.5	31	4.2
皮疹	5	1.9	88	2.8	63	2.8	18	2.4

3.不同治疗组不良反应分类

苯巴比妥治疗组居前三位的不良反应分别为:困倦或疲乏(31.6%),头晕(18.3%),头痛(16.5%);丙戊酸钠治疗组分别为:困倦或疲乏(30.7%),头晕(17.0%),头痛(16.4%);苯+丙联合治疗组分别为:困倦或疲乏(34.1%),头晕(18.5%),头痛(18.5%)(表5-6-4)。

表5-6-4　宁夏管理癫痫患者不同治疗组的不良反应发生率

不良反应	苯巴比妥治疗		丙戊酸钠治疗		苯+丙联合治疗	
	例数/人	构成比/%	例数/人	构成比/%	例数/人	构成比/%
困倦或疲乏	1097	31.6	456	30.7	494	34.1
头晕	634	18.3	253	17.0	268	18.5

续表

不良反应	苯巴比妥治疗		丙戊酸钠治疗		苯+丙联合治疗	
	例数/人	构成比/%	例数/人	构成比/%	例数/人	构成比/%
头痛	572	16.5	244	16.4	268	18.5
消化不良	347	10.0	135	9.1	133	9.2
便秘	288	8.3	136	9.1	111	7.7
恶心或呕吐	245	7.1	130	8.7	102	7.0
体重增加	230	6.6	80	5.4	83	5.7
共济失调	212	6.1	68	4.6	66	4.6
腹泻	179	5.2	52	3.5	41	2.8
皮疹	122	3.5	25	1.7	27	1.9

七、管理癫痫患者的死亡发生情况

(一)基本信息

2013—2022年,宁夏管理的癫痫患者有827例发生死亡,其中男性为64.3%,女性为35.7%;平均年龄为(52.5±19.8)岁,年龄在65岁以上为32.8%,15~44岁为32.4%,45~64岁为32.1%;苯巴比妥治疗组为68.8%,苯+丙联合治疗组为16.2%,丙戊酸钠治疗组为15.0%(表5-7-1)。

(二)不同性别死因构成及顺位

前三位死亡原因分别为:脑血管病(21.0%),癫痫发作(16.0%),意外伤害(13.7%)。男性为:脑血管病(23.3%),意外伤害(15.4%),癫痫发作(15.2%);女性为:癫痫发作(17.3%),心脏病(17.3%),脑血管病(17.0%)(表5-7-2)。

表5-7-1　宁夏死亡癫痫患者基本信息

类别	分类	例数/人	构成比/%
性别	男性	532	64.3
	女性	295	35.7
死亡年龄	14岁以下	22	2.7
	15~44岁	268	32.4
	45~64岁	266	32.1
	65岁以上	271	32.8
治疗组	苯巴比妥治疗	569	68.8
	丙戊酸钠治疗	124	15.0
	苯+丙联合治疗	134	16.2

表5-7-2　不同性别癫痫患者的死因构成及顺位

死因分类	男性			女性			合计		
	例数/人	构成比/%	顺位	例数/人	构成比/%	顺位	例数/人	构成比/%	顺位
脑血管病	124	23.3	1	50	17.0	3	174	21.0	1
癫痫发作	81	15.2	3	51	17.3	1	132	16.0	2
意外伤害	82	15.4	2	31	10.5	4	113	13.7	3
心脏病	59	11.1	4	51	17.3	1	110	13.3	4
肿瘤	40	7.5	5	23	7.8	5	63	7.6	5
呼吸系统疾病	19	3.6	6	14	4.8	6	33	4.0	6
消化系统疾病	10	1.9	5	5	1.7	7	15	1.8	7
泌尿生殖系统疾病	10	1.9	7	3	1.0	8	13	1.6	8
精神和行为障碍	3	0.6	9	3	1.0	8	6	0.7	9
内分泌营养代谢疾病	3	0.6	9	2	0.7	10	5	0.6	10
血液系统疾病	2	0.4	11	1	0.3	11	3	0.4	11

续表

死因分类	男性			女性			合计		
	例数/人	构成比/%	顺位	例数/人	构成比/%	顺位	例数/人	构成比/%	顺位
传染病	—	—	—	1	0.3	11	1	0.1	12
分娩并发症	—	—	—	1	0.3	11	1	0.1	12
原因不明	77	14.4	—	47	15.9	—	124	15.0	—
其他疾病	22	4.1	—	12	4.1	—	34	4.1	—

1.意外伤害的死因构成及顺位

意外伤害居前三位的死因分别为：车祸(30.1%)，跌落(26.5%)，溺水(26.5%)；男性为：车祸(32.9%)，溺水(28.1%)，跌落(23.2%)；女性为：跌落(35.5%)，车祸(22.5%)，溺水(22.5%)（表5-7-3）。

表5-7-3　不同性别意外伤害的死因构成及顺位

死因分类	男性			女性			合计		
	例数/人	构成比/%	顺位	例数/人	构成比/%	顺位	例数/人	构成比/%	顺位
车祸	27	32.9	1	7	22.5	2	34	30.1	1
跌落	19	23.2	3	11	35.5	1	30	26.5	2
溺水	23	28.1	2	7	22.5	2	30	26.5	2
中毒	4	4.9	4	3	9.7	4	7	6.2	4
自杀	3	3.7	5	2	6.5	5	5	4.4	5
冻死	1	1.2	7	1	3.3	6	2	1.8	6
烧伤	2	2.4	6	—	—	—	2	1.8	6
触电	1	1.2	7	—	—	—	1	0.9	8
噎死	1	1.2	7	—	—	—	1	0.9	8
不详	1	1.2	—	—	—	—	1	0.9	—

2.肿瘤的死因构成及顺位

肿瘤居前三位的死因分别为：脑瘤(25.4%)，肝癌(20.6%)，胃癌(14.3%)；男性为：脑瘤(25.0%)，肝癌(22.5%)，胃癌(22.5%)；女性为：脑瘤(26.1%)，肝癌(17.4%)，肺癌(17.4%)(表5-7-4)。

表5-7-4 不同性别肿瘤的死因构成及顺位

死因分类	男性			女性			合计		
	例数/人	构成比/%	顺位	例数/人	构成比/%	顺位	例数/人	构成比/%	顺位
脑瘤	10	25.0	1	6	26.1	1	16	25.4	1
肝癌	9	22.5	2	4	17.4	2	13	20.6	2
胃癌	9	22.5	2	—	—	—	9	14.3	3
肺癌	3	7.5	4	4	17.4	2	7	11.1	4
宫颈癌	1	2.5	5	3	13.1	4	4	6.3	5
白血病	1	2.5	5	2	8.8	5	3	4.7	6
胰腺癌	1	2.5	5	1	4.3	6	2	3.2	7
喉癌	1	2.5	5	—	—	—	1	1.6	8
甲状腺癌	1	2.5	5	—	—	—	1	1.6	8
结肠癌	—	—	—	1	4.3	6	1	1.6	8
淋巴癌	1	2.5	5	—	—	—	1	1.6	8
乳腺癌	—	—	—	1	4.3	6	1	1.6	8
食管癌	1	2.5	5	—	—	—	1	1.6	8
直肠癌	1	2.5	5	—	—	—	1	1.6	8
其他	1	2.5	—	1	4.3	—	2	3.2	—

(三)不同年龄组死因构成及顺位

14岁以下居前三位的死因分别为：癫痫发作(22.8%)，脑血管病

(18.2%),肿瘤(13.7%);15~44岁分别为:脑血管病(20.1%),癫痫发作(15.7%),意外伤害(15.3%);45~64岁分别为:脑血管病(18.4%),意外伤害(16.2%),癫痫发作(15.8%);65岁以上分别为:脑血管病(24.7%),癫痫发作(15.9%),心脏病(12.2%)(表5-7-5)。

表5-7-5 不同年龄组的死因构成及顺位

死因分类	14岁以下			15~44岁			45~64岁			65岁以上		
	例数/人	构成比/%	顺位	例数/人	构成比/%	顺位	例数/人	构成比/%	顺位	例数/人	构成比/%	顺位
脑血管病	4	18.2	2	54	20.1	1	49	18.4	1	67	24.7	1
癫痫发作	5	22.8	1	42	15.7	2	42	15.8	3	43	15.9	2
意外伤害	1	4.5	5	41	15.3	3	43	16.2	2	28	10.3	4
心脏病	1	4.5	5	36	13.4	4	40	15.0	4	33	12.2	3
肿瘤	3	13.7	3	15	5.6	5	27	10.2	5	18	6.6	5
呼吸系统疾病	2	9.1	4	7	2.6	6	7	2.6	6	17	6.3	6
消化系统疾病	—	—	—	3	1.1	8	6	2.3	7	6	2.2	7
泌尿生殖系统疾病	—	—	—	6	2.2	7	4	1.5	8	3	1.1	8
精神和行为障碍	1	4.5	5	3	1.1	8	2	0.7	9	—	—	—
内分泌营养代谢疾病	—	—	—	1	0.4	10	2	0.7	9	2	0.7	10
血液系统疾病	—	—	—	—	—	—	—	—	—	3	1.1	8
传染病	—	—	—	—	—	—	—	—	—	1	0.4	11
分娩并发症	—	—	—	—	—	—	—	—	—	1	0.4	11
原因不明	4	18.2	—	47	17.6	—	35	13.2	—	38	14.0	—
其他疾病	1	4.5	—	13	4.9	—	9	3.4	—	11	4.1	—

(四)不同治疗组死因构成及顺位

苯巴比妥治疗组居前三位的死因分别为:脑血管病(22.3%),癫痫发作(14.9%),意外伤害(14.9%);丙戊酸钠治疗组分别为:脑血管病(20.2%),癫痫发作(17.7%),心脏病(14.5%);苯+丙联合治疗组分别为:癫痫发作(18.7%),心脏病(17.2%),脑血管病(16.4%)(表5-7-6)。

表5-7-6 不同治疗组的死因构成及顺位

死因分类	苯巴比妥治疗			丙戊酸钠治疗			苯+丙联合治疗		
	例数/人	构成比/%	顺位	例数/人	构成比/%	顺位	例数/人	构成比/%	顺位
脑血管病	127	22.3	1	25	20.2	1	22	16.4	3
癫痫发作	85	14.9	2	22	17.7	2	25	18.7	1
意外伤害	85	14.9	2	13	10.5	4	15	11.2	4
心脏病	69	12.1	4	18	14.5	3	23	17.2	2
肿瘤	39	6.8	5	13	10.5	4	11	8.2	5
呼吸系统疾病	26	4.6	6	3	2.4	6	4	3.0	6
消化系统疾病	10	1.8	7	3	2.4	6	2	1.5	7
泌尿生殖系统疾病	9	1.6	8	2	1.6	8	2	1.5	7
精神和行为障碍	4	0.7	10	1	0.8	9	1	0.7	9
内分泌营养代谢疾病	5	0.9	9	—	—	—	—	—	—
血液系统疾病	2	0.4	11	—	—	—	1	0.7	9
传染病	1	0.2	12	—	—	—	—	—	—
分娩并发症	1	0.2	12	—	—	—	—	—	—
原因不明	85	14.9	—	18	14.5	—	21	15.7	—
其他疾病	21	3.7	—	6	4.9	—	7	5.2	—

参考文献：

［1］Ngugi A K, Bottomley C, Kleinschmidt I, et al. Estimation of the burden of active and life-time epilepsy: a meta-analytic approach[J].Epilepsia,2010,51(5):883-890.

［2］洪震.癫痫流行病学研究[J].中国现代神经疾病杂志,2014,14(11):919-923.

第六章　宁夏人口死亡信息登记管理系统癫痫患者死亡情况

一、人口死亡信息登记管理系统死亡率

2013—2022年，宁夏人口死亡信息登记管理系统累计报告常住人口死亡328103例，粗死亡率为481.41/10万，标化死亡率为577.08/10万，其中神经系统粗死亡率和标化死亡率分别为5.83/10万和6.80/10万，癫痫粗死亡率和标化死亡率分别为0.93/10万和0.95/10万（表6-1-1）。

二、神经系统疾病死亡率

2013—2022年，宁夏共报告神经系统疾病死亡3970人，粗死亡率为5.83/10万，标化死亡率为6.80/10万。其中男性死亡2211人，粗死亡率为6.36/10万，标化死亡率为7.49/10万；女性死亡1759人，粗死亡率为5.27/10万，标化死亡率为6.11/10万。男性神经系统疾病死亡率高于女性，癫痫和帕金森病男性死亡率均高于女性（表6-2-1）。

三、不同特征癫痫患者死亡分析

2013—2022年，宁夏共报告癫痫患者死亡637人，不同特征癫痫患者死亡分析如下。

（一）不同性别地区癫痫死亡率

癫痫患者粗死亡率为0.93/10万，标化死亡率为0.95/10万。不同地区癫痫粗死亡率和标化死亡率由高到低排序，依次是沿黄县（市）、中南部县

第六章　宁夏人口死亡信息登记管理系统癫痫患者死亡情况

表6-1-1　2013—2022年宁夏居民神经系统疾病及癫痫死亡率

单位：1/10万

年份	全死因		神经系统疾病		癫痫	
	粗死亡率	标化死亡率	粗死亡率	标化死亡率	粗死亡率	标化死亡率
2013年	416.35	581.30	4.08	5.53	0.73	0.76
2014年	455.74	621.42	5.14	6.87	1.09	1.14
2015年	437.80	606.20	5.14	6.81	0.88	0.92
2016年	457.66	587.86	5.42	6.75	0.75	0.74
2017年	454.91	606.61	5.35	6.64	0.84	0.86
2018年	480.20	584.81	5.82	6.99	0.78	0.80
2019年	537.75	617.06	6.15	6.95	0.83	0.84
2020年	512.92	548.80	6.54	7.00	1.22	1.23
2021年	514.92	535.43	6.90	7.14	1.15	1.14
2022年	533.23	530.41	7.39	7.44	1.05	1.06
合计	481.41	577.08	5.83	6.80	0.93	0.95

注：数据来源于人口死亡信息登记管理系统，余同。

表6-2-1　2013—2022年宁夏神经系统疾病死亡率

单位：1/10万

疾病	男性		女性		合计	
	粗死亡率	标化死亡率	粗死亡率	标化死亡率	粗死亡率	标化死亡率
癫痫	1.03	1.07	0.83	0.84	0.93	0.95
阿尔茨海默病	1.95	2.72	2.01	2.62	1.98	2.67
帕金森病	0.45	0.55	0.32	0.37	0.38	0.46
其他神经系统疾病	2.93	3.15	2.11	2.28	2.53	2.72
合计	6.36	7.49	5.27	6.11	5.82	6.80

(区)、沿黄市辖区。不同地区男性癫痫死亡率均高于女性(表6-3-1)。

表6-3-1　2013—2022年不同性别地区癫痫死亡率

单位:1/10万

地区	男性		女性		合计	
	粗死亡率	标化死亡率	粗死亡率	标化死亡率	粗死亡率	标化死亡率
沿黄市辖区	0.94	0.96	0.57	0.56	0.76	0.76
沿黄县(市)	1.33	1.35	1.30	1.31	1.31	1.33
中南部县(区)	0.94	0.98	0.81	0.81	0.87	0.89
合计	1.03	1.06	0.83	0.84	0.93	0.95

(二)不同性别年龄癫痫死亡率

14岁以下组死亡96人,标化死亡率为15.07/10万,15~44岁组死亡328人,标化死亡率为51.49/10万,45~64岁组死亡147人,标化死亡率为23.08/10万,65岁以上死亡66人,标化死亡率为10.36/10万。除14岁以下组外,其余年龄组男性癫痫患者粗死亡率均高于女性(表6-3-2)。

表6-3-2　2013—2022年不同性别年龄癫痫死亡率

单位:1/10万

年龄组	男性		女性		合计	
	粗死亡率	标化死亡率	粗死亡率	标化死亡率	粗死亡率	标化死亡率
14岁以下	0.71	13.89	0.72	16.61	0.71	15.07
15~44岁	1.07	49.72	0.93	53.79	1.00	51.49
45~64岁	1.12	25.83	0.68	19.49	0.91	23.08
65岁以上	1.40	10.56	0.96	10.11	1.17	10.36
合计	1.03	100.00	0.83	100.00	0.93	100.00

(三)不同性别婚姻状况癫痫死亡率

未婚者最多,共318人,标化死亡率为49.92/10万;其次为已婚,共262

人,标化死亡率为41.13/10万;离异者33人,标化死亡率为5.18/10万;丧偶者24人,标化死亡率为3.77/10万(表6-3-3)。

表6-3-3　2013—2022年不同性别婚姻状况癫痫死亡率

单位:1/10万

婚姻状况	男性		女性		合计	
	粗死亡率	标化死亡率	粗死亡率	标化死亡率	粗死亡率	标化死亡率
未婚	0.52	50.00	0.41	49.82	0.47	49.92
已婚	0.41	39.72	0.36	42.96	0.38	41.13
离异	0.07	6.95	0.04	4.33	0.05	5.18
丧偶	0.03	3.33	0.02	2.89	0.04	3.77
合计	1.03	100.00	0.83	100.00	0.93	100.00

(四)不同性别死亡地点癫痫死亡率

居家死亡者最多,粗死亡率为0.76/10万,标化死亡率为81.32/10万;其次是在医疗卫生机构,粗死亡率为0.10/10万,标化死亡率为10.99/10万(表6-3-4)。

表6-3-4　2013—2022年不同性别死亡地点癫痫死亡率

单位:1/10万

死亡地点	男性		女性		合计	
	粗死亡率	标化死亡率	粗死亡率	标化死亡率	粗死亡率	标化死亡率
家中	0.84	80.83	0.68	81.95	0.76	81.32
医疗卫生机构	0.11	10.28	0.10	11.91	0.10	10.99
其他场所	0.05	5.28	0.02	2.89	0.04	4.24
来院途中	0.02	2.22	0.02	2.53	0.02	2.35
养老机构	0.01	1.39	0.01	0.72	0.01	1.10
合计	1.03	100.00	0.83	100.00	0.93	100.00

第七章　主要发现及建议

一、主要发现

（一）宁夏管理癫痫患者以男性、劳动力、中南部县（区）患者居多，文化程度普遍较低，职业以农民为主

宁夏管理癫痫患者，男性占60.2%，农民占66.0%，中南部县（区）占39.6%。宁夏中南部县（区）地理位置偏远，经济水平和医疗卫生资源较沿黄市辖区、沿黄县（市）差一些。在性别、职业、地区方面，宁夏管理癫痫患者构成情况与中国癫痫流行病学调查结果一致[1]。宁夏管理癫痫患者文化程度为文盲或半文盲以及小学者占61.7%，与全国平均水平（40.0%）[2]相比文化程度更低。宁夏管理癫痫患者中青年占48.7%、中年占35.7%，青年、中年人群是社会的主要劳动力。

（二）宁夏管理癫痫患者服用苯巴比妥居多，病程10年以上患者占多数

苯巴比妥治疗组占54.2%，丙戊酸钠治疗组占23.2%，苯+丙联合治疗组占22.6%。病程10年以上患者占76.8%，高于国内其他研究（60%）[3]。

（三）不同年龄组、治疗组、病程、入组时间对治疗效果的影响

宁夏管理癫痫患者癫痫发作有效控制率为77.1%。

1.不同年龄组患者癫痫发作有效控制率均达到75%以上，老年患者治疗效果最好

老年患者癫痫发作有效控制率最高（80.2%），其次是中年（78.8%）、

儿童(76.4%)、青年(75.3%)。有专家研究发现,超过60%的癫痫患者首次发病在青年时期[4],青年时期为特殊阶段,该阶段患者较为敏感,自尊心较强,更容易产生病耻感[5],会导致患者产生负面情绪,降低疾病治疗的依从性,从而影响治疗效果[6]。

2.服用苯巴比妥的患者治疗效果最好

苯巴比妥治疗组癫痫发作有效控制率最高,其次是丙戊酸钠治疗组,再次是苯+丙联合治疗组,可能原因是患者在单纯服用苯巴比妥治疗效果不佳的情况下增加丙戊酸钠,正处于逐步过渡换药阶段,服药剂量尚未达到有效治疗剂量,癫痫发作控制效果不佳。

3.癫痫患者病程、入组时间越长,治疗效果越好

病程0~4年、5~9年、10~19年、20年以上癫痫发作有效控制率分别为73.9%、74.6%、76.9%、78.7%,提示病程越长,治疗效果越好。入组时间0~5个月、6~11个月、1~2年、3~4年、5~9年、10年以上癫痫发作有效控制率分别为72.0%、73.4%、75.7%、76.7%、75.6%、81.9%,提示入组时间越长,治疗效果越好,与河北省研究结果一致[7]。

(四)癫痫患者不良反应分析

1.宁夏管理癫痫患者不良反应以轻度为主,居前三位的不良反应分别为困倦或疲乏、头晕、头痛

宁夏管理癫痫患者轻度、中度及重度不良反应发生率分别为20.5%、0.6%、0.2%,居前三位的不良反应分别为困倦或疲乏(31.9%)、头晕(18.0%)、头痛(16.9%)。《抗癫痫发作药物不良反应管理指南(2023)》指出,患者长期服用抗癫痫发作药物,头晕、头痛、疲乏、睡眠障碍等不良反应相对常见且容易耐受。理想的抗癫痫发作药物治疗是达到无发作或者尽可能少发作,几乎没有不良反应或仅有可耐受的不良反应[8]。

2.宁夏管理癫痫患者服用苯巴比妥、丙戊酸钠,不良反应的发生存在差异

苯+丙联合治疗组不良反应发生率为23.6%,丙戊酸钠治疗组为20.7%,苯巴比妥治疗组为20.5%。文献报道苯巴比妥不良反应发生率为44.87%[9],也有报道显示苯巴比妥不良反应发生率为16%,丙戊酸钠不良反应发生率为8%[10],两药联合不良反应发生率为20%[11]。头晕、嗜睡、疲乏是大多数抗癫痫发作药物共有的剂量依赖性中枢神经系统不良反应,亦有部分药物有其特定不良反应。例如,苯巴比妥导致呼吸抑制、困倦、反应迟钝、情绪改变、认知功能障碍等不良反应;丙戊酸钠导致体重增加、高雄激素血症、代谢综合征、多囊卵巢综合征、肝炎和胰腺炎等[12]。丙戊酸钠尽管有较多的不良反应限制其临床应用,但疗效仍优于多数第2代和第3代抗癫痫发作药物。丙戊酸钠是全面性癫痫发作的首选药物,亦是新药研发研究的对照标准[13-14]。

(五)癫痫患者死亡特征分析

1.死因监测数据显示,宁夏癫痫粗死亡率为0.93/10万,标化死亡率为0.95/10万

2013—2022年,宁夏累计报告常住人口死亡328103例,粗死亡率为481.41/10万,标化死亡率为577.08/10万,其中神经系统粗死亡率和标化死亡率分别为5.83/10万和6.80/10万,癫痫粗死亡率和标化死亡率分别为0.93/10万和0.95/10万。

2.死因监测数据显示,男性神经系统疾病、癫痫死亡率均高于女性

男性神经系统疾病死亡率高于女性,癫痫和帕金森病男性死亡率均高于女性。大多数研究报道癫痫患者男性标化死亡率高于女性,这可能反映了男性患者症状性癫痫(特别是继发于脑外伤者)的发病率更高,而

症状性癫痫的死亡风险更高。男性癫痫患者较高的早死风险也可能反映了他们在从事危险职业时出现癫痫发作导致溺水、跌落或其他致命伤害的风险增加[15]。

3.宁夏管理癫痫患者中,脑血管病是引起癫痫患者死亡的首位原因,其次是癫痫发作,再次是意外伤害

对宁夏管理癫痫患者死因进行分析发现,脑血管病是导致癫痫患者死亡的首位原因(21.0%),这可能与癫痫病因有关,包括脑损伤、先天性脑发育畸形、脑肿瘤、脑外伤、脑卒中等[16];癫痫发作是引起癫痫患者死亡的第二位原因(16.0%),这可能与癫痫发作时引起喉痉挛和呼吸抑制,导致窒息及脑功能障碍有关[17-18];意外伤害是导致癫痫患者死亡的第三位原因(13.7%),意外伤害主要包括车祸、跌落、溺水、中毒、自杀、冻死、烧伤、触电等。

二、建议

(一)加大政策保障力度,提高重视程度,推进癫痫防治管理项目工作持续发展

进一步落实《"健康宁夏2030"发展规划》和《宁夏回族自治区"十四五"国民健康规划》,建立和完善"政府主导、上下联动、医防协作、绩效评价"工作机制,加强癫痫防治管理制度化建设。各级政府部门针对癫痫患者家庭负担重的情况,予以高度关注,出台相应政策,为癫痫患者特别是贫困患者提供更多的诊疗政策和经济补助,从而减轻癫痫患者的家庭负担,提高患者及其家属的生活质量。

(二)加强医防协作,明确工作职责,推动各项工作落到实处

在国家癫痫防治管理项目办公室、宁夏卫生健康委员会、各级卫生健康委(局)的坚强领导和支持下,各级疾病预防控制中心、综合医院(癫

痫门诊)、基层医疗卫生机构明确职责,责任到人,密切合作,形成合力,严格落实项目管理制度,按照工作方案开展惊厥性癫痫患者筛查、诊断复核,对纳入管理的癫痫患者实施规范的药物治疗,有效控制患者癫痫发作,提高治疗率和有效控制率,降低病残率。

(三)加强人员培训,提高业务能力,规范临床诊疗和随访管理

加强县级癫痫门诊神经科医师规范化培训,提升其对项目药品的了解和认识,提高其诊疗能力。将县级癫痫门诊项目工作执行情况纳入各级卫生健康委(局)年终绩效目标考核,让县级癫痫门诊充分履行在诊断复核、用药指导、诊疗技能培训等方面的工作职责。加强基层医疗卫生机构责任医师诊疗技术培训和指导力度,有针对性、有重点地开展培训和指导,提高其癫痫诊疗能力,解决基层在项目实施过程中存在的问题,促进项目管理规范化、标准化和制度化。强化基层医疗卫生服务网络功能,发挥家庭医生(团队)作用,为癫痫患者提供综合、连续、协同、规范的基本医疗和公共卫生服务。

(四)落实药品管理制度,压实主体责任,确保药品安全使用

各单位要按照《宁夏农村癫痫防治管理项目药品管理暂行办法》(宁卫疾控〔2012〕131号)的通知,严格管理项目药品,落实主体责任。各单位要自觉遵守国家药品管理相关法律和法规,严格做好药品管理,确保项目药品采购、储存、发放等各环节符合要求。各单位将药品安全工作纳入单位重点工作,健全并落实药品管理制度,设立独立的库房储存药品,落实库房双人双锁管理制度,拒绝使用过期药品,主动接受并积极配合药品监管部门监管,自觉接受社会监督,努力营造放心的药品使用环境。

(五)广泛宣传动员,营造社会氛围,增强公众对癫痫的认识

各级卫生健康委(局)要利用电视、报纸、网络等新旧媒体,通过开展

科普讲座、义诊、咨询、有奖问答等活动,制作通俗易懂的小视频、图文资料等,结合"6·28国际癫痫关爱日"以及卫生宣传日、健康大讲堂、健康知识普及行动"六进"巡讲等活动,普及癫痫防治知识,使公众了解癫痫,努力减少公众对癫痫患者的歧视。同时针对患者及其家属,推广癫痫防治知识宣传专项行动,传播早期发现癫痫、及时就医、规范用药等健康知识和技能,改善患者在劳动就业、入学等方面遇到的不公平待遇,提高患者的生活质量,有效减轻患者的家庭负担。

(六)加强科学研究,提升科研能力,促进科技成果转化

强化科技创新对卫生健康的支撑作用,推动科技成果转化,运用科研成果指导癫痫临床诊断、治疗、康复、健康管理等。实现科学数据共享与挖掘利用,运用大数据等技术,加强数据分析与利用,掌握癫痫流行规律及特点,确定主要健康问题,为制定癫痫防治政策与策略提供循证依据。在专业人才培养培训、信息沟通及共享、防治技术交流与合作、能力建设等方面积极参与国内及国际癫痫防治交流与合作。

参考文献:

[1]常琳,王小姗.中国癫痫流行病学调查研究进展[J].国际神经病学神经外科学杂志,2012,39(2):161-164.

[2]黄灵,黄瑞雅,蒙兰青,等.癫痫患者社会支持与注意网络功能障碍情况及两者相关性分析[J].广东医学,2017,38(8):1207-1209.

[3]卢洋.综合护理干预对难治性癫痫患者心理状态及生活质量的影响[J].慢性病学杂志,2018,19(11):1604-1606.

[4]Sarfo F S, Nichols M, Qanungo S, et al. Stroke-related stigma among West Africans: patterns and predictors[J].Journal of the Neurological Sciences,2017,375:270-274.

[5]伍新颜,汪丽文,冯月俄,等.青少年癫痫患者的病耻感现状及其对遵医行

为和健康状况的影响[J].护理实践与研究,2020,17(3):71-73.

[6] Mohammedhussein M, Hajure M, Shifa J E, et al. Perceived stigma among patient with pulmonary tuberculosis at public health facilities in southwest Ethiopia: a cross-sectional study[J/OL].PLoS One,2020,15(12):e0243433[2023-01-12].

[7]张新亮,岳福娟,唐丽娟,等.河北省农村地区苯巴比妥治疗癫痫效果分析[J].河北医药,2022,44(17):2701-2704.

[8]彭镜,陈晨,陈蕾,等.抗癫痫发作药物不良反应管理指南(2023)[J].中国当代儿科杂志,2023,25(9):889-900.

[9]史向松,宋苏蒙,徐建洋.癫痫药物治疗的过去、现在与未来[J].中国现代神经疾病杂志,2023,23(2):78-88.

[10]盛飞凤,庄另发,王铁桥,等.丙戊酸钠致1例血小板减少及皮肤瘀斑[J].中南药学,2017,15(2):255-256.

[11] Focosi D, Kast R E, Benedetti E, et al. Phenobarbital-associated bone marrow aplasia: a case report and review of the literature[J]. Acta Haematologica,2008,119(1):18-21.

[12] Perucca E, Meador K J. Adverse effects of antiepileptic drugs[J]. Acta Neurologica Scandinavica,2005,112:30-35.

[13] Lattanzi S, Zaccara G, Giovannelli F, et al. Antiepileptic monotherapy in newly diagnosed focal epilepsy: a network meta-analysis[J]. Acta Neurologica Scandinavica,2019,139(1):33-41.

[14] Löscher W, Schmidt D. Modern antiepileptic drug development has failed to deliver: ways out of the current dilemma[J]. Epilepsia,2011,52(4):657-678.

[15] Levira F, Thurman D J, Sander J W,等.中低收入国家癫痫过早死亡:国际抗癫痫联盟死亡率专业组系统评价[J].癫痫杂志,2019,5(1):47-56.

[16]刘亚武.癫痫的MRI诊断[J].国际医学放射学杂志,2023,46(6):725-735.

[17] Scorza F A. Sudden unexpected death in epilepsy and the song of science[J].Arquivos de neuro-psiquiatria,2010,68(6):835-836.

[18]张宁梅,何君,高亚礼,等.四川农村癫痫患者死因分析[J].预防医学情报杂志,2010,26(11):861-862.

附录

附录一 自治区卫生厅关于扩大癫痫防治管理项目工作的通知

各市、县(区)卫生局,宁东社会事务局,厅直有关单位:

根据自治区卫生厅2013年创新工作安排,结合工作实际,卫生厅决定将中央补助宁夏农村癫痫防治管理项目扩大范围,进一步提高我区癫痫防治质量和水平。现将有关事宜通知如下。

一、明确任务,提高思想认识

我区自2005年开始执行中央补助宁夏农村癫痫防治管理项目,先后覆盖17个县(市、区),项目对农村户口、符合入组治疗条件的患者给予免费药物治疗。为进一步提高全区癫痫防治工作受益面,让更多癫痫患者公平享受到免费治疗服务,卫生厅决定扩大项目覆盖范围,自2013年7月开始,对全区所有发现的符合入组治疗条件的宁夏籍癫痫患者全部给予免费药物治疗管理,以省为单位实现癫痫防治管理全覆盖。各级卫生行政部门要充分认识癫痫防治管理全覆盖工作的重要意义,高度重视,切实把做好癫痫防治作为改善民生、关注弱势群体的重要举措抓紧、抓实。

二、统筹协调,强化组织领导

根据癫痫防治管理全覆盖工作需要,各级卫生行政部门要主动联系财政、公安、民政、残联等部门,建立多部门工作协调机制,形成齐抓共管的工作局面。要统筹好辖区疾控、医疗、基层医疗卫生机构人力、物力资源,强化队伍建设,确保各项工作有序衔接。要借助国家基本公共卫生服务项目管理平台,健全工作网络,完善工作制度,建立奖惩机制,保证全覆盖工作科学推进。要切实加大疾控、临床、基层医疗卫生机构相关专业人员技术培训力度,加大常规督导考核力度,确保防治工作取得实效。

三、严格标准,做好分类指导

各地要严格按照自治区疾控中心下发的有关技术方案要求,制订完善本地癫痫防治管理工作实施方案和技术方案,明确任务目标、指标要求、单位职责、工作流程、药品管理、质量控制、考核标准等。要严格把握免费药物治疗入组条件,不得擅自放宽或更改标准。要根据有关规定切实做好药品管理,保证全覆盖工作健康推进。五市卫生行政部门、宁东社会事务局要根据所辖县(市、区)农村癫痫项目执行情况,做好分类指导。对于目前执行农村癫痫防治管理项目的县(市、区)要在保证中央专项任务如期完成的前提下,总结经验、先行先试,率先启动全覆盖工作。以往执行过项目的县(市、区)要尽快整理既往患者治疗资料,通过摸排了解情况并适情恢复治疗,同时启动城市癫痫患者筛查等工作。未开展过项目的县(市、区)要尽快理清思路,做好人员培训,严格操作规范,争取9月底前全面启动实施。

四、做好宣传,严格工作制度

为保证全区癫痫防治全覆盖工作取得实效、城乡癫痫患者应治皆治,各地要制订系统的宣传教育工作计划,按照进度,充分利用媒体,多措并举加大癫痫免费药物治疗政策宣传力度,以此提高广大群众自我发现、自我识别、自我登记管理的意识和能力。全区癫痫防治管理工作实行进展季报告制度、通报制度、药品申领制度等。每季度首月10日前,五市卫生行政部门应汇总辖区患者发现治疗情况上报自治区卫生厅、自治区疾控中心。卫生厅将根据报表、日常督导情况按季度进行通报。全区癫痫治疗药品由自治区宁安医院招标采购发放,各地应按照规定提前上报需求计划,按需领取,避免浪费。

宁夏回族自治区卫生厅

2013年7月8日

附录二　自治区卫生厅关于印发《宁夏农村癫痫防治管理项目药品管理暂行办法》的通知

宁卫疾控〔2012〕131号

各市、县(区)卫生局,自治区疾病预防控制中心、宁安医院:

为进一步加强宁夏农村癫痫防治管理项目药品管理,按照国务院《麻醉药品和精神药品管理条例》等法律法规,自治区卫生厅现制定《宁夏农村癫痫防治管理项目药品管理暂行办法》,现下发给你们,请认真贯彻执行。

附件:宁夏农村癫痫防治管理项目药品管理暂行办法

2012年3月30日

附件：宁夏农村癫痫防治管理项目药品管理暂行办法

第一章 总 则

第一条 为了规范化管理中央补助地方公共卫生专项宁夏农村癫痫防治管理项目（以下简称癫痫项目）药品使用，促进我区癫痫项目健康有序发展，根据《药品管理法》《麻醉药品和精神药品管理条例》等有关规定制定本管理方法。

第二条 各癫痫项目县（市、区）卫生局对项目药品管理负总责，督促落实辖区项目日常管理机构、参与项目的医疗机构执行本办法。

第二章 审 批

第三条 项目县（区）疾控中心根据辖区各乡镇居民人口数和管理癫痫患者数量，于每年年底制订下一年度辖区各乡镇癫痫项目药品使用计划。药品数量计算公式参照卫生部癫痫项目技术方案。

第四条 项目县（区）疾控中心将每年度项目用药计划以正式文件上报自治区疾控中心，并报送当地卫生局、药监部门。

第五条 自治区疾控中心汇总各项目县（区）癫痫项目药品使用计划，制订自治区癫痫项目药品使用计划及招标采购方案，以电子版形式上报自治区卫生厅。

第六条 自治区卫生厅审核确定后,自治区疾控中心将年度癫痫项目药品使用计划下发各项目县(区)卫生局、人民医院和疾控中心,并抄报自治区食品药品监督管理局。

第七条 自治区宁安医院按照国家有关规定实施项目药品招标,并通知药品供应商做好药品供应工作。

第三章 药品发放储存

第八条 药品供应商依据年度项目药品合同计划,将项目药品发送到宁安医院;宁安医院遵照精神类药品配送要求,负责将项目药品配送到项目县(区)人民医院;乡镇卫生院按照年度用药计划到项目县(区)人民医院领取项目药品。

第九条 参与项目药品储存各级单位按照药品管理法律法规章规定,建立并严格执行药品的验收入库、储存、保管、发放、报残损、销毁、丢失及被盗案件报告、值班巡查等管理制度。

第十条 临床医生应按照卫生部项目技术方案要求,为管理的癫痫患者提供项目用药。同时,注意观察药品的质量、疗效和反应,发现可能与用药有关的严重不良反应,应当按照规定及时报告。

第四章 监督管理

第十一条 各项目县(市、区)卫生局每年对项目药品管理进行一次检查,及时掌握项目药品运行管理情况。各级食品药品监督管理部门应当根据规定的职责权限,对项目用药的经营、使用、储存、运输活动进行监督检查。

第十二条 参与项目药品管理单位每季度,通过《特殊药品监控信息网络系统》或通过电子信息、传真、书面等方式,将项目使用的特殊药品的进货、库存、使用的数量以及流向,报所在地食品药品监督管理部门。

第十三条 参与项目药品管理单位对过期、损坏的精神药品应当登记造册,并向当地卫生主管部门提出申请,由卫生主管部门负责监督销毁。

第十四条 发生特殊药品被盗、被抢、丢失或者其他流入非法渠道的情形的,案发单位应当立即采取必要的控制措施,同时报告所在地县级公安机关、食品药品监督管理部门和卫生行政部门。

第十五条 项目县(区)疾控中心要及时、全面掌握项目药品流向和使用情况。

第五章 附 则

第十六条 本办法由自治区卫生厅制定。

第十七条 本办法自下发之日起施行。

附录三　全身强直-阵挛性癫痫患者筛查表

省、区、县(国标码,6位)编号：_____　　　□□□□□□

乡(镇)编号：_____　□□□　　村(居委会)编号：_____　□□□

姓名：_____　　　性别：1=男；2=女　□　　民族：_____

身份证号：_____　　年龄：_____(周岁)　□□

婚姻状况：□　1=未婚；2=已婚；3=丧偶；4=离婚；5=未说明的婚姻状况

文化程度：□　1=研究生；2=大学本科；3=大学专科和专科学校；4=中等专业学校；

　　　　　　5=技工学校；6=高中；7=初中；8=文盲或半文盲；9=小学；10=不详

职业：□　1=在岗工人；2=在岗管理者；3=农民；4=下岗或无业；5=在校学生；

　　　　　6=退休；7=专业技术人员；8=其他；9=不详

身高：_____厘米　□□□　　　体重：_____公斤　□□□

监护人姓名：_____　　与患者关系：_____

监护人电话：_____

住址：_____

籍贯：_____

一、癫痫发作简要病史(重点询问发作表现、持续时间以及有无发作诱因等)

补充询问：

 （1）首次发作时年龄：_____（周岁）　　　　　　　　　　□□

 （2）近一年内发作次数：_____次　　　　　　　　　　　　□□

 （3）近一个月内发作次数：_____次　　　　　　　　　　　□□

 （4）发作时是否有意识丧失？1=每次有；2=无；3=有，但不是每次　□

 （5）发作时是否有四肢抽搐？1=每次有；2=无；3=有，但不是每次　□

二、既往治疗史

 1.在何种医院诊治？（可多选）　　　　　　　　　　　□□□□

  1=市级医院；2=县级医院；3=乡镇卫生院；4=个体医生

 2.是否曾被确诊为癫痫？　　　　　　　　　　　　　　　　□

  1=确诊；2=未确诊；3=不详

调查医师：_____　　　　调查日期：_____年_____月_____日

附录四　神经科医师复查诊断表

（此表使用时要求印在筛查表的背面）

一、诊断依据：

　　1. 病史及临床表现：

　　_____

　　_____

　　2. 做过何种检查（可多选）：□1=脑电图；□2=CT/MRI；□3=其他（　　　　）

二、治疗情况：

　　1. 是否治疗过：（如本题回答"是"，不再问下列2,3,4题）

　　　　1=是；2=否　　　　　　　　　　　　　　　　　　　　　　　□

　　2. 近一个月的治疗情况：　　　　　　　　　　　　　　　　　　　□

　　　　(1) 未服药；

　　　　(2) 近一个月正在服用的抗癫痫发作药物：

　　　　　　①药品：_____；规格：_____；每次剂量：_____毫克；每日_____次

　　　　　　②药品：_____；规格：_____；每次剂量：_____毫克；每日_____次

　　3. 有无抗癫痫发作药物过敏史：1=有（药名：　　　　）；2=无　　□

　　4. 复查医师结论：1=正规治疗；2=不规范治疗；3=从未治疗　　　　□

三、癫痫诊断类型：　　　　　　　　　　　　　　　　　　　　　　□

　　1=全面性发作（包括强直-阵挛发作，各种原发性与继发性全身发作）；

　　2=部分性发作（包括单纯部分性发作，复杂部分性发作）；

　　3=失神发作；

4=混合发作(出现两种类型以上发作)

四、患者(或家属)是否同意参加治疗管理项目：

1=同意；2=不同意　□　　患者或监护人签名：_____

五、是否纳入本项目治疗管理：

1=确诊癫痫,纳入管理；2=确诊癫痫,但不符合入组标准；3=排除癫痫诊断　□

六、入组病例编号(5位)：_____　　　□□□□□

纳入治疗管理的给药方案：(复查时神经科医师的处方)　　　　　　　　□

1=单纯苯巴比妥治疗,起始剂量：每日_____次,每次_____毫克/克

2=单纯丙戊酸钠治疗,起始剂量：每日_____次,每次_____毫克/克

3=苯巴比妥和丙戊酸钠同时给药,起始剂量：苯巴比妥每日_____次,每次_____毫克/克；丙戊酸钠每日_____次,每次_____毫克/克

处方服药日期(服用神经科医师处方日期)：_____年_____月_____日

复查医师：_____　　　筛查日期：_____年_____月_____日

附录五　病例随访记录表

姓名：_____　　　编号：□□□□□□□□□□□□□□

第_____次随访　　　　　　　　随访日期：_____年_____月_____日

****

一、上次随访时间：_____年_____月_____日　　　　□□□□/□□/□□

二、上次给药剂量：苯巴比妥剂量：_____毫克/日　　　　□□□

　　　　　　　　　丙戊酸钠剂量：_____毫克/日　　　　□□□

三、本次给药剂量：苯巴比妥剂量：_____毫克/日　　　　□□□

　　　　　　　　　丙戊酸钠剂量：_____毫克/日　　　　□□□

四、近一个月内是否在同时服用其他抗癫痫发作药物？1=是；2=否　　□

　　如回答"是"，请写出药名和剂量：

　　①药品：_____；规格：_____；每次剂量：_____毫克；每日_____次

　　②药品：_____；规格：_____；每次剂量：_____毫克；每日_____次

　　③药品：_____；规格：_____；每次剂量：_____毫克；每日_____次

五、自上次随访后强直-阵挛发作：_____次　　　　　　□□

六、不良反应：

　　（请在"□"内填写数字1~4，分别代表"无""轻度""中度""重度"）

　　□1=困倦或疲乏；□2=头痛；□3=头晕；□4=共济失调；

　　□5=恶心或呕吐；□6=腹泻；□7=皮疹；□8=体重增加；□9=消化不良；

　　□10=便秘；□11=其他(_____)

七、是否检查肝功能:1=是;2=否 □

　　肝功能(谷丙转氨酶):1=正常;2=轻度升高;3=超过正常值一倍以上 □

八、医生对不良反应的综合判断:1=无;2=轻度;3=中度;4=重度 □

　　医生对不良反应的处理:1=维持原剂量继续观察;2=减少药量;

　　　　　　　　3=停药;4=转上级医生会诊 □

九、医生对患者依从性的判断:

　　是否按时参加随访:1=是;2=否 □

　　是否按医嘱服药:1=是;2=否 □

随访医师:_____　　　　**随访日期:**_____年_____月_____日

附录六　退组(或失访)癫痫患者登记表

姓名：_____　　**编号**：□□□□□□□□□□□□□□□

****

一、入组日期：_____年_____月_____日　　　　　　　　□□□□/□□/□□

二、总共随访过多少次：_____　　　　　　　　　　　□□□

三、上次随访时间：_____年_____月_____日　　　　　　　□□□□/□□/□□

四、退组前给药剂量：

　　苯巴比妥剂量：_____毫克/日　　　　　　　　　　　　　　□□□

　　丙戊酸钠剂量：_____毫克/日　　　　　　　　　　　　　　□□□

五、是否服用其他抗癫痫发作药物？1=是；2=否　　　　　　　　　　□

　　如回答"是"，请写出药名和剂量：

　　①药品：_____；规格：_____；每次剂量：_____毫克；每日_____次

　　②药品：_____；规格：_____；每次剂量：_____毫克；每日_____次

　　③药品：_____；规格：_____；每次剂量：_____毫克；每日_____次

六、患者是否仍有癫痫发作：1=近期仍有发作；2=近期无发作　　　　□

七、退组(或失访)原因(单选)　　　　　　　　　　　　　　　　　　□

　　1=拒绝继续治疗,改服其他药物；2=患者依从性差,无法继续管理；

　　3=未达到患者或家属的预期疗效；4=外出或失联；5=药物不良反应严重；

　　6=自认为好转或治愈；7=其他原因(_____)

随访医师：_____　　**随访日期**：_____年_____月_____日

附录七　死亡癫痫患者登记表

姓名：_____　　编号：☐☐☐☐☐☐☐☐☐☐☐☐☐

性别：1=男；2=女　　　　　　　　　　　　　　　　　　　☐

年龄：_____（周岁）　　出生年月：_____年_____月　　☐☐☐☐/☐☐

住址：_____　　电话：_____

****

一、入组日期：_____年_____月_____日　　　　☐☐☐☐/☐☐/☐☐

二、总共随访过多少次：_____　　　　　　☐☐☐

三、最后一次随访时间：_____年_____月_____日　☐☐☐☐/☐☐/☐☐

四、死亡日期：_____年_____月_____日　　　　☐☐☐☐/☐☐/☐☐

五、死亡前给药剂量：

　　苯巴比妥剂量：_____毫克/日　　　　　　　　　　☐☐☐

　　丙戊酸钠剂量：_____毫克/日　　　　　　　　　　☐☐☐

　　是否服用其他抗癫痫发作药物？1=是；2=否　　　　　　☐

　　如回答"是"，请写出药名和剂量：

　　①药品：_____；规格：_____；每次剂量：_____毫克；每日_____次

　　②药品：_____；规格：_____；每次剂量：_____毫克；每日_____次

　　③药品：_____；规格：_____；每次剂量：_____毫克；每日_____次

六、自上次随访后强直-阵挛发作（惊厥性发作）：_____次　　☐☐

七、死亡原因：

    ●疾病（注明诊断医院）：_____

      1=脑血管病；2=癫痫持续状态；3=引起癫痫发作的原发病；4=心脏病；

      5=脑瘤；6=其他（_____）   □

    ●意外伤害：溺水□；车祸□；触电□；烧伤□；跌落□；自杀□

      其他原因（注明）：_____

    ●原因不明（此项应控制在极少数）：1=是；2=否   □

随访医师：_____　　　　随访日期：_____年_____月_____日

附录八　项目工作人员

宁夏疾病预防控制中心
蒯文和　赵建华　杨　艺　张银娥　杜建财　雷萍萍　李　梅　王　芳
李　楠　王青聪

宁夏医科大学总医院
张　庆　许贤瑞　刘　强　王　旭　李梦云　李思慧　李　璇　张　青

银川市、兴庆区、金凤区、西夏区、贺兰县、永宁县及灵武市疾病预防控制中心，宁东公共卫生中心
王丽萍　武振军　任永香　高霜霜　夏启云　张　梦　王　娟　党媛媛
王冬梅　陈海荣　董　威　纳文华　李　娟　杨占基　马思毓　卢云亮
党佳丽　刘春莉　张文辉

银川市第三、贺兰县及灵武市人民医院
周益平　闫红梅　马　勇

石嘴山市、平罗县及惠农区疾病预防控制中心
李冬梅　叶　璐　张　悦　刘　英　蒙世文　李国华　牛金凤

石嘴山市第二、石嘴山市第一人民医院
彭光耀　周　伟

吴忠市、利通区、同心县、盐池县、红寺堡区疾病预防控制中心

李志萍　马晓明　莫　甜　马　红　康　龙　张彩霞　黑耀月　罗占虎
冯　金　邱海娟　王贻菲

吴忠市、利通区、同心县、盐池县、红寺堡区人民医院

王　虎　张　敏　马自花　梁玉叶　胡　旭

固原市、西吉县、隆德县、彭阳县、泾源县疾病预防控制中心

杜　贞　马国良　单彩琴　范晓燕　马银成　马汉荣　秦智强　安顺乾
路　艳　王　芳

西吉县、隆德县、彭阳县人民医院

辛　沛　杜慧莲　沈志慧

中卫市、中宁县、海原县疾病预防控制中心

温晶晶　赵寿桃　李国东　丁玉峰　景兆凯　肖　琳　赫天辉　田彦军

中宁县、海原县人民医院

李　锁　黄占淑

附录九　项目工作照片

2014年8月28日至9月1日，国家卫生和计划生育委员会选派专家一行4人，由复旦大学附属华山医院洪震教授带队，对宁夏癫痫防治管理项目工作进行了现场评估。

←专家组一行抵达平罗县，听取汇报。

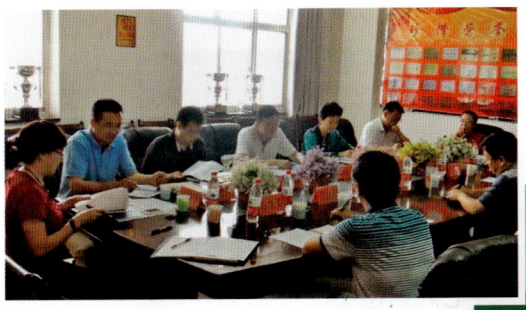

→国家癫痫防治管理项目办公室李涤副主任查看患者信息录入规范性。

→2014年8月，自治区卫生和计划生育委员会蒯文和副处长带队到灵武市开展癫痫防治管理项目督导调研。

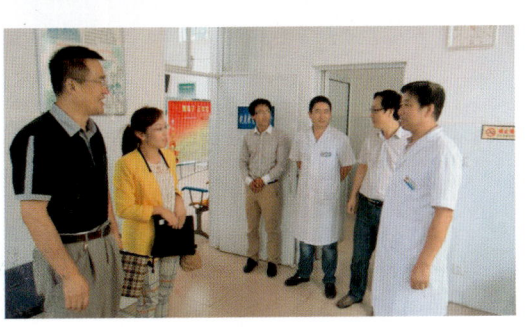

2018年7月18日至7月22日，国家癫痫防治管理项目办公室选派专家一行4人，由国家癫痫防治管理项目办公室王文志主任带队，对宁夏癫痫防治管理项目工作进行了检查、调研。

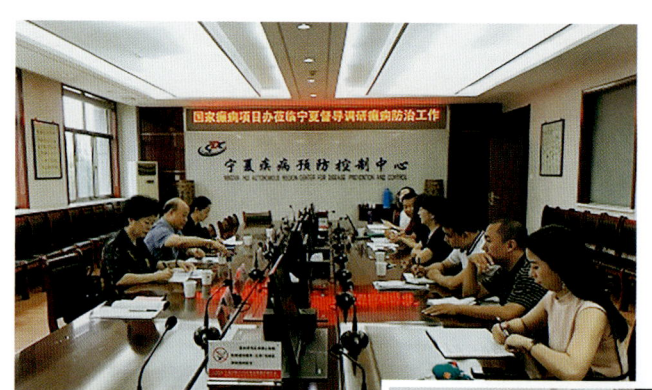

←7月19日，国家癫痫防治管理项目办公室选派专家来宁夏疾病预防控制中心听取了项目工作汇报。

→王文志主任对患者进行了面对面访谈，详细了解患者的病情。

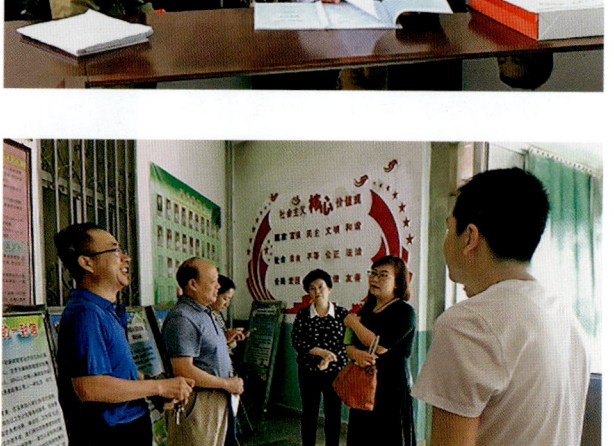

→王文志主任就现场评估中发现的问题以及工作中取得的成绩与工作人员进行沟通。

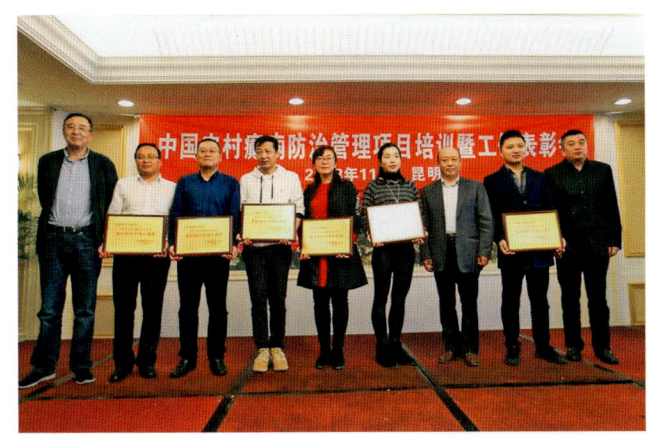

←在2018年中国农村癫痫防治管理项目培训暨工作表彰大会上,宁夏获得省(区)级组织管理二等奖。

→2019年6月,宁夏疾病预防控制中心组织开展"国际癫痫关爱日"宣传义诊活动。

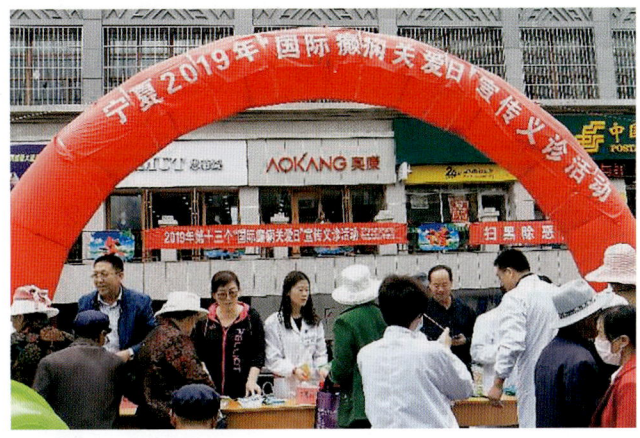

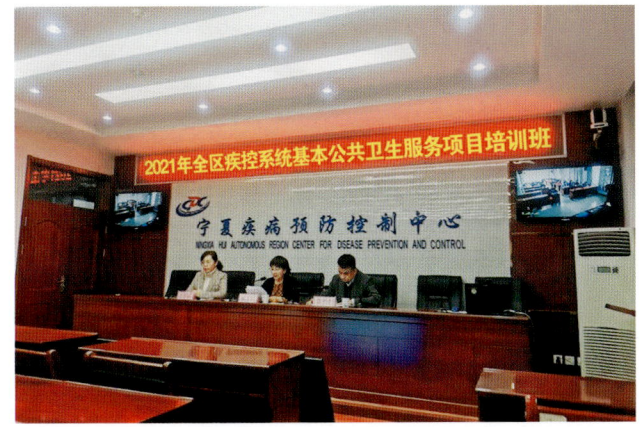

←宁夏疾病预防控制中心举办2021年全区疾控系统基本公共卫生服务项目培训班,对癫痫防治管理相关内容进行培训。

附录十 县（区）项目工作照片

←2005年6月11日，宁夏医科大学戴秀英教授到惠农区进行癫痫诊断。

→2019年6月28日，项目专业人员为红寺堡镇弘德村癫痫患者监护人讲解癫痫护理知识。

→2021年9月17日，贺兰县疾病控制预防中心联合自治区疾病预防控制中心开展宁夏2021年癫痫防治项目质量评估和基层诊疗技术贺兰现场会、宁夏2021年癫痫防治项目家属护理教育讲座。

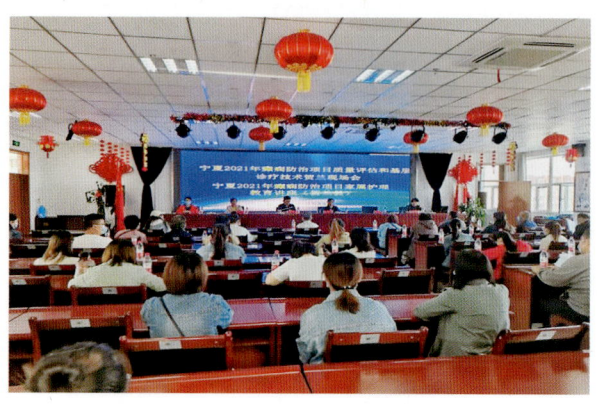

附 录

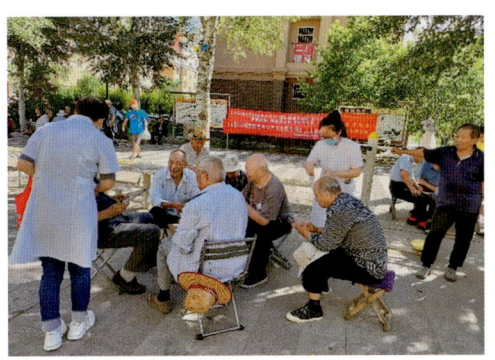

↑2022年6月22日,石嘴山市大武口区九竹社区卫生服务站工作人员深入沐春园社区开展癫痫防治知识宣传。

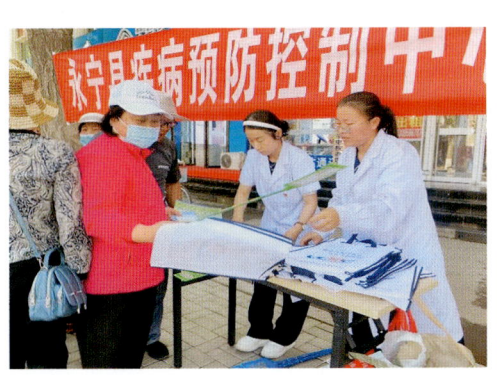

↑2022年,永宁县疾病预防控制中心开展"6·28国际癫痫关爱日"宣传活动。

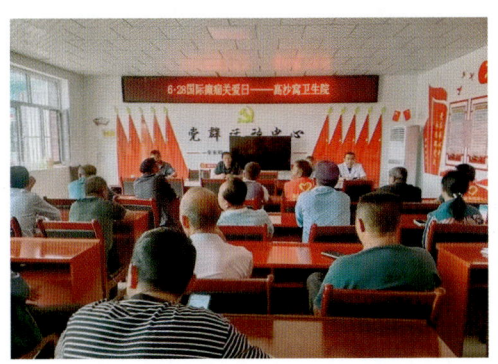

↑2022年6月28日,吴忠市盐池县高沙窝镇中心卫生院医师为村民讲解癫痫防治知识。

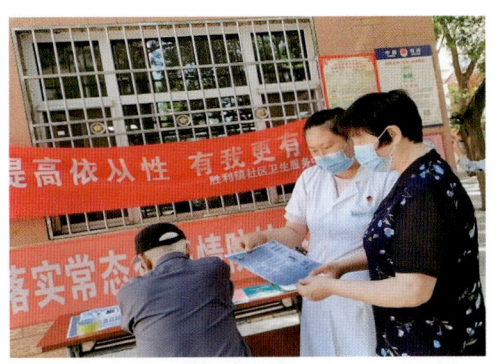

↑2022年6月28日,吴忠市利通区材机社区卫生服务站工作人员为居民讲解癫痫防治知识。

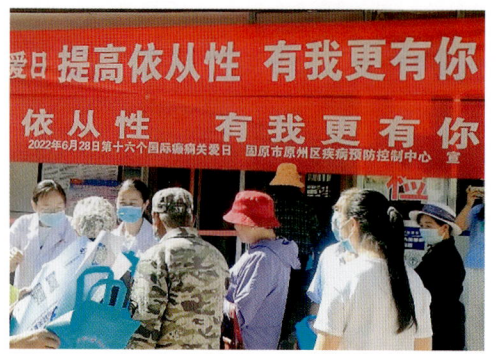

↑2022年6月28日,固原市疾病预防控制中心、原州区疾病预防控制中心、彭堡镇卫生院在彭堡镇联合开展癫痫防治宣传、咨询活动。

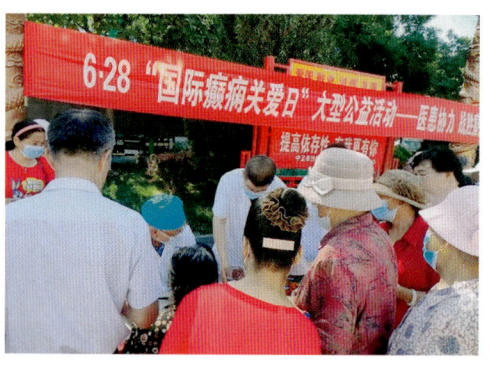

↑2022年6月28日,中卫市疾病预防控制中心联合中卫市人民医院神经内科在红太阳广场开展癫痫义诊和宣传活动。

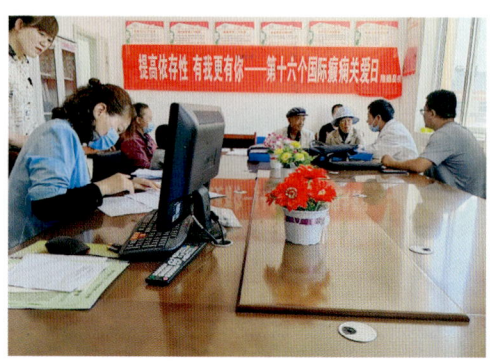

↑2022年第十六个"国际癫痫关爱日",隆德县癫痫门诊大夫对疑似患者进行复核诊断。

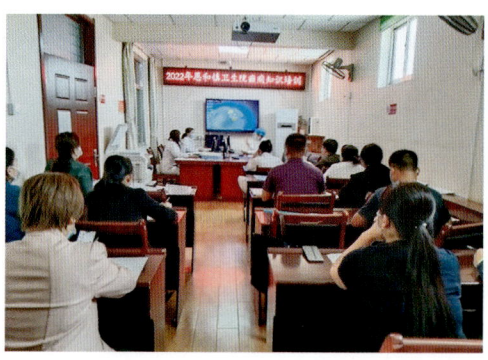

↑2022年4月27日,中宁县疾病预防控制中心举办癫痫防治知识培训。